치매1 Training

치매 친구랑 놀자

(1)

(주) 트레이닝 컨설팅

목 차

Ⅰ장 인지훈련 프로그램 진행방법
    1. 인지훈련 시 지켜야 할 원칙 4
    2. 일일점검표 5
    3. 일기장 7

Ⅱ. 미술활동 지남력
    1. 장소지남력 9
    2. 계절지남력 9
    3. 달력그리기 10
    4. 사람지남력 11
    5. 시간지남력 12
    6. 공간지남력 13

Ⅲ. 수리능력 주의
    1. 색깔과 단어 14
      1) 색깔 14
      2) 단어 15
      3) 다른 그림 찾기 16
      4) 맞는 그림 찾기 17
      5) 같은 그림 찾기 18
      6) 동물 이름 대기 19
    2. 숫자 짝짓기 20
    3. 글자 주의력 22
    4. 빠진 곳 그려 넣기 23
    5. 빠진 곳 찾기 24
    6. 숫자 거꾸로 세기 25
    7. 거꾸로 말하기 26

Ⅳ. 인지카드	언어	1. 단어 고르기	27
		2. 계산하기	29
		3. 따라 해보기	30
		4. 어휘력	32
		5. 끝말잇기	33
		6. 낱말 찾기	35
		7. 수행 명령	37
Ⅴ. 회상요법	기억	1. 카드그림회상	38
		2. 단어연상하기	42
		3. 같은 그림 찾기	50
		4. 동물 울음 흉내내기	54
Ⅵ. 소 근육 발달	지각	1. 수직 등분하기	56
		2. 점선 따라 그리기	58
		3. 틀린 그림 찾기	63
		4. 조각난 그림 오려 붙이기	66
		5. 손 운동	68
Ⅶ. 신체운동	구성	1. 보고 그리기	71
		2. 대칭 도형 그리기	72
		3. 지시 따라 그리기	80
Ⅷ. 음악활동	전두엽	1. 노래 부르기	82
		2. 리듬 박자 맞추기	83
		3. 신체활동(체조하기)	84
		4. 소리인지 활동	86
		5. 인지카드	88
Ⅸ 부록:		1. 치매 환자의 문제행동 과 대처방안	91
		2. 인지훈련도구 적용효과 평가	101
		(인지기능 검사 도구)	

학습지에 대한 안내

Ⅰ. 인지훈련 프로그램 진행 방법

1. 인지훈련 시 지켜야할 ROLE

1) 본 학습지는 인지장애로 인해 여러 가지 어려움이 있으신 어른신들이 보호자와 함께 또는 학습지도 선생님의 도움을 받거나 자기 주도적 학습을 가정에서 하루에 한 장씩 스스로 할 수 있도록 제작되어졌습니다.
2) 인지훈련 프로그램 진행자는 프로그램을 진행하기 전에 프로그램의 목적과 진행방법을 충분히 이해해야 한다.
3. 인지기능 저하 예방을 위해 조용한 학습 공간에서 집중 하도록 하고 꾸준하고 지속적인 학습 습관을 길러 인지기능 유지 및 강화를 최대화하는데 도움이 되도록 하시기 바랍니다.
4) 매일 매일 한 장씩 규칙적인 수행을 통해 인지기능향상에 도움이 되도록 하시기 바랍니다. (한꺼번에 밀렸다 하지 마시고 매 끼니를 드시는 것처럼 하루에 한 장씩 하시는 것이 도움이 됩니다)
5) 수행도중 수행자가 너무 어렵다고 느껴지는 과제일 경우에는 흥미를 잃지 않도록 하는 것이 중요하다. 프로그램을 하면서 좌절하게 하거나 부담을 주어 스트레스 받지 않도록 생략하거나 다음 장부터 수행 하는 융통성을 발휘 하도록 한다.
6) 수행과정에서 동반자(보호자)와 함께 할 경우나 스스로 학습을 할 경우에는 정답을 노출시키기 보다는 유추할 수 있도록 힌트를 제공해 주시기 바랍니다.
7) 과제를 수행하는 과정에서 성공했을 경우 아낌없이 격려하고 칭찬을 아끼지 말아야하며, 혹시 실수하여 틀리더라도 책망하지 마시고 옆에서 지속적으로 격려를 해주시기 바랍니다.
7. 본 학습지를 통한 자기주도적 학습은 인지기능장애를 갖고 있는 분에게 문제해결능력 향상과 함께 성취도가 증진되어 수행자의 자존감 향상에 도움이 됩니다.
8. 본 학습지는 월간학습지로서 한 달에 한 번씩 연간 12회 발행됩니다.

2. 일일 점검표

년	월	일	요일	날씨

오늘의 날씨에 대해서 표시해 보세요.

맑음 ☐　　　　구름 ☐　　　　비 ☐

흐림 ☐　　　　눈 ☐　　　　바람 ☐

오늘의 기분에 대해서 표시해 보세요.

기쁜 일 ☐	
즐거운 일 ☐	
슬픈 일 ☐	
행복한 일 ☐	
화난 일 ☐	
짜증난 일 ☐	
반성할 일 ☐	
후회한 일 ☐	

오늘 한일에 대해 적어 보세요.

오늘은 몇 시에 일어 나셨나요?	
오늘 돈을 쓰신 곳이 있나요?	
오늘 전화한 곳은 어디인가요?	
오늘 한 집안 일은 무엇인가요?	
오늘 만난 사람의 이름은 무엇인가요?	

오늘의 활동

한 일	아침	점심	저녁
식사 후에 양치질(틀니관리)하셨나요?			
식사 후에 물을 드셨나요?			
약은 드셨나요?			
오늘 운동은 하셨나요?			
오늘 외출은 언제 하셨나요?			

오늘의 추천활동

한 일	아침	점심	저녁
걷기 운동			
인지훈련 학습지			
취미 생활			
시장가기			
모임 참석			

제공인력 점검표

항 목	○	×	△
어르신은 활동을 즐거워하셨나요?			
어르신은 활동에 잘 집중하셨나요?			
어르신은 활동 중에 힘들어 하셨나요?			
어르신은 활동의 규칙을 이해하셨나요?			
보호자는 오늘 하루 어떠셨나요?			
활동 중에 어떠한 표현을 하셨나요?			

인지훈련 워크북

3. 일기장

년	월	일	요일	날씨

기상시간	오늘의 톱뉴스	뉴스에 대한 의견
식사시간	간단한 대화내용	입었던 옷 색깔
취침시간	전화한 곳, 전화번호	쇼핑한 물건
모임 시간, 방문한 장소	돈 액수, 사용한곳	오늘의 식사 메뉴
오늘 만난 사람이름	TV프로, 뉴스	오늘 한 집안 일

기쁜 일	☐	
슬픈 일	☐	
화난일	☐	
중요한일	☐	
하고 싶은 일	☐	
반성 할일	☐	
내일 할일	☐	
취미생활	☐	

시작	활동	중요한일
오전6시		
7		
8		
9		
10		
11		
12		
오후1시		
2		
3		
4		
5		
6		
7		
8		
9		
10		

인지훈련 워크북

※ 그림일기

그림 일기 쓰기				
년	월	일	요일	날씨

행복한 내일을 위한 계획

II. 미술활동

■ 지남력

1. 장소 지남력(방위 측정력)훈련

1) 이름, 집주소, 전화번호를 적어주세요.

이 름	
주 소	
전화번호	

※ 수행자가 문맹자일 경우 말씀을 하시게 한 후 보호자가 대신 받아 적는다.

2) 사시는 곳은 어디인지(무슨 동) 적어보세요.

_____

2. 계절 지남력

1) 오늘은 몇 년 몇 월 며칠 이며, 요일은 무슨 요일 인지 적어보세요.

　　　　　년　　　　월　　　　일　　　요일

2) 지금은 어느 계절 인지 적어보세요.

_____

3) 집에 있는 달력을 보면서 아래의 설명에 해당하는 날을 적어보세요.

(a) 일 년 중 낮의 길이가 가장 긴 날은 언제인가 적어보세요?

(※ 낮 시간이 일 년 중 가장 길어져 무려 14시간 35분이나 된다.)

① 하지　　②동지

4) 1948년 7월 17일에 대한민국 헌법의 공포를 기념하는 날

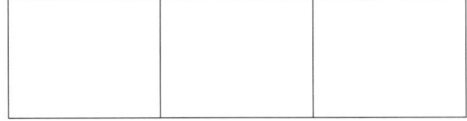

5) 1950년 6월 25일 새벽 4시에 일어난 날은 무슨 날인가요? 달력에서 보고 그 날짜를 써보세요?

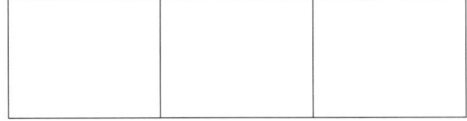

6) 7월23일로 가장 심한 더위가 시작되는 절기를 이르는 말은 ?

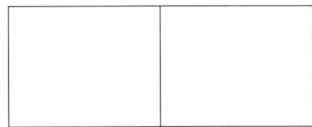

3. 달력 그리기

※ 201____년 ____월 달력을 완성하시고 공휴일과 오늘 날짜를 찾아서 적어보세요.

(수행자가 원하시는 달이거나 기념일이 있는 달의 달력을 완성하세요.)

4. 사람 지남력

※ 아래의 질문을 듣고 답해 보세요.

201___년 ___월						
일	월	화	수	목	금	토

- 지금이 몇 년도 입니까?

- 현재 누구와 함께 생활을 하시나요?

- 자녀는 몇 명이신가요?

5. 시간 지남력

※ 현재 시간을 아래 시계에 정확히 그려 보세요.

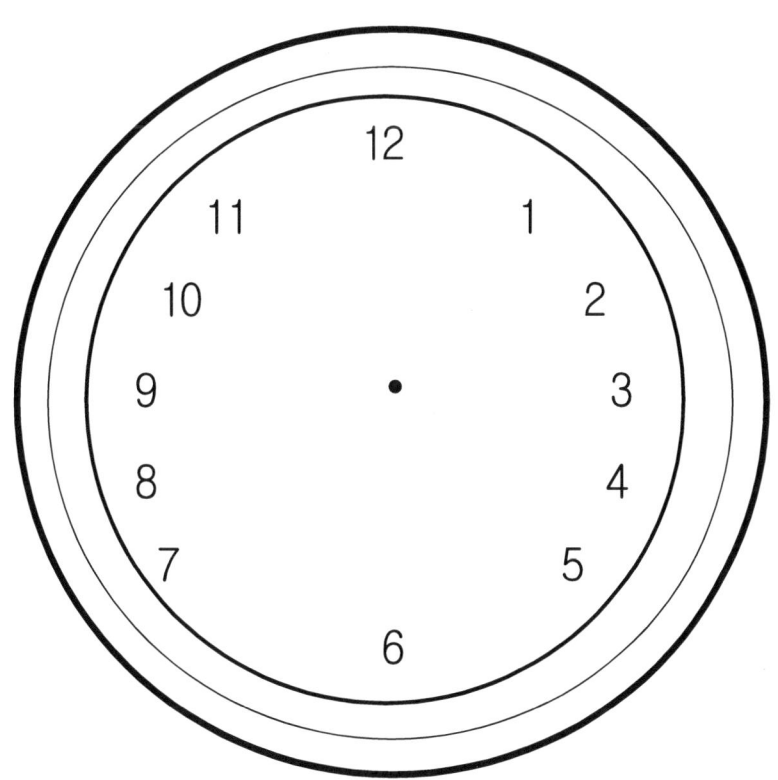

6. 공간 지남력

※ 우리 집 가는 길을 그려보세요.

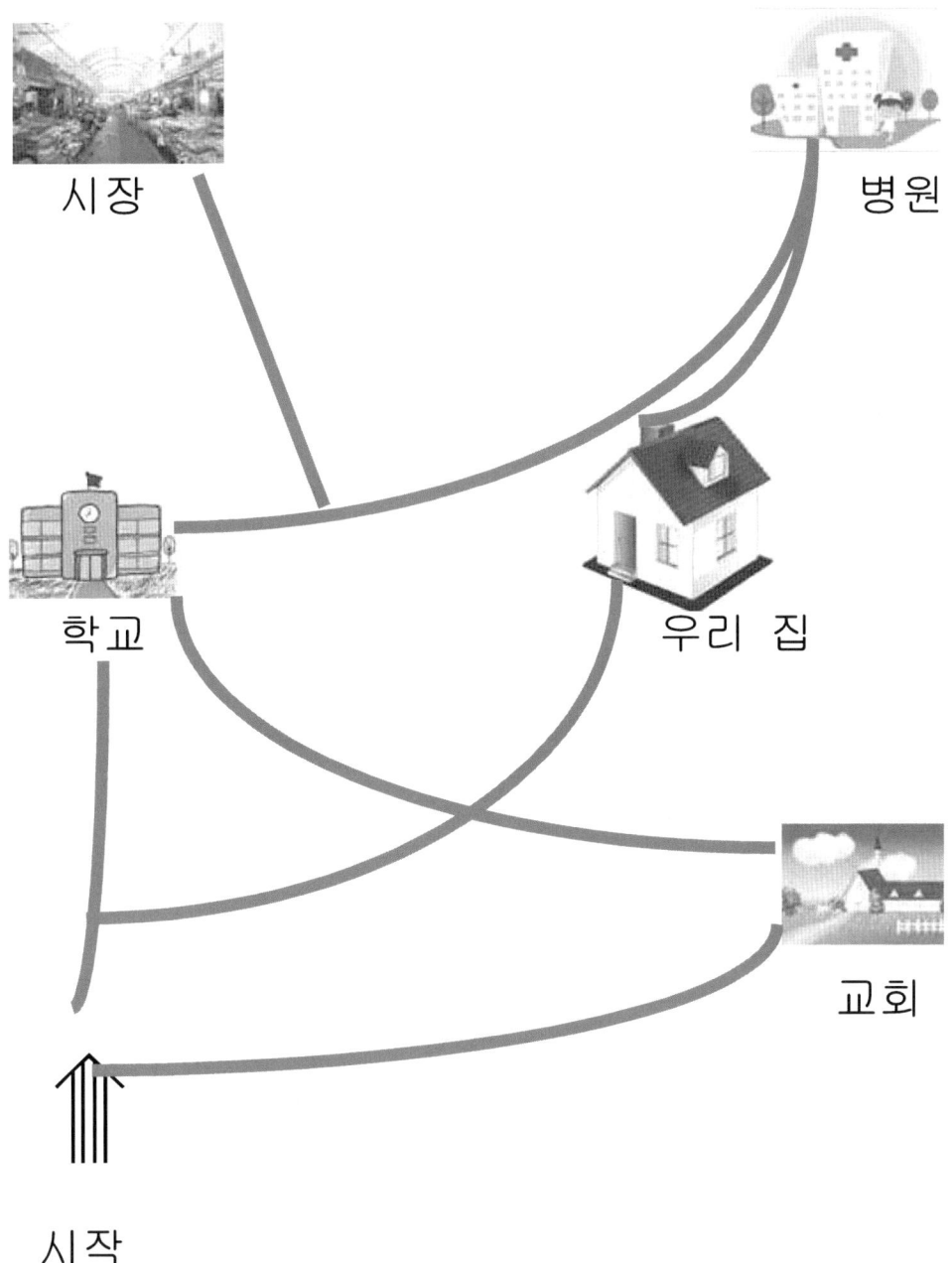

III. 수리 영역

■ 주의

1. 색깔과 단어

1) 색깔

(1) 아래의 그림과 같은 것을 찾아보세요.

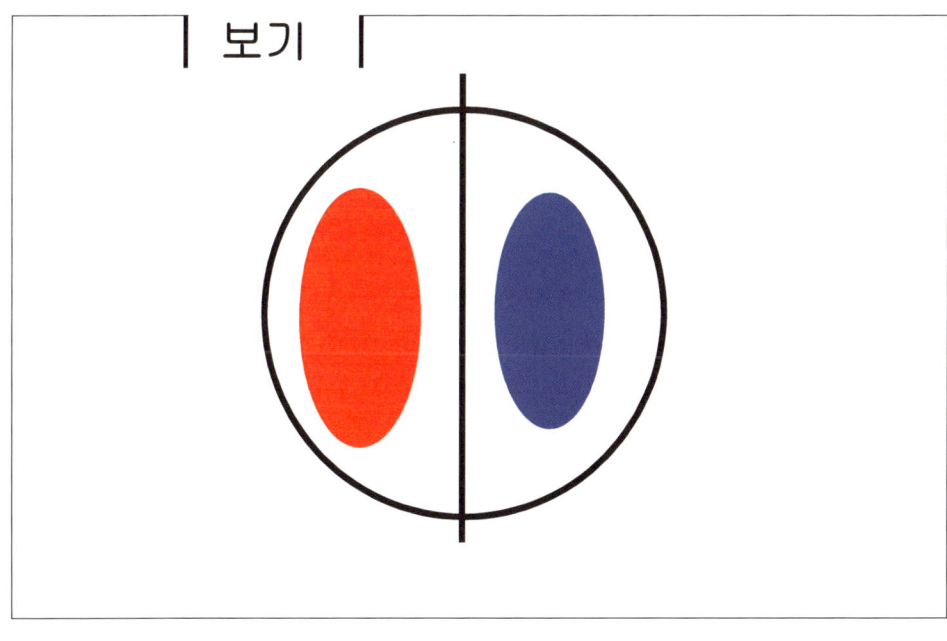

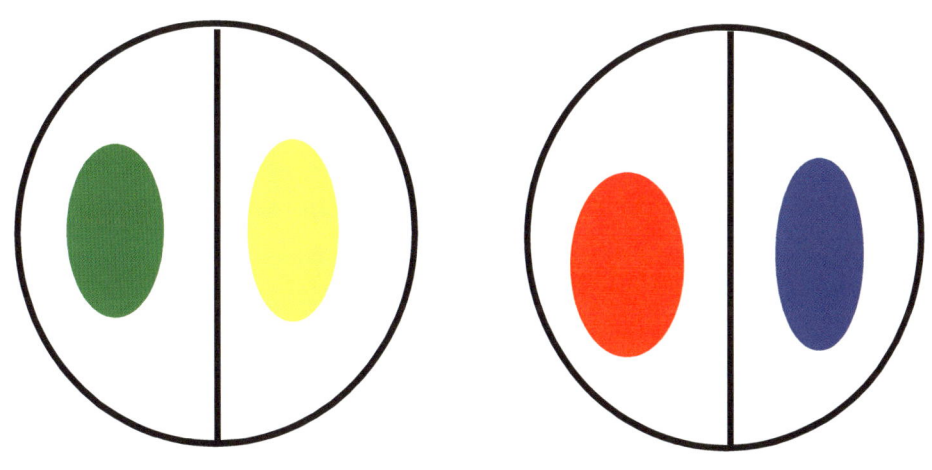

2) 단어

(1) 글자를 읽지 마시고 색이 무엇인지 색을 빨리 읽어 보세요.

연필	학교	교실
책상	가방	지우개
공책	칠판	의자
책가방	게시판	분필
꽃	꽃병	교탁
교훈	학급	TV

3) 다른 그림 찾기

(1) 보기의 그림을 4가지 중 성격이 다른 하나를 찾아 동그라미 ○ 한 뒤, 어떤 점이 다른지 적어 보세요.

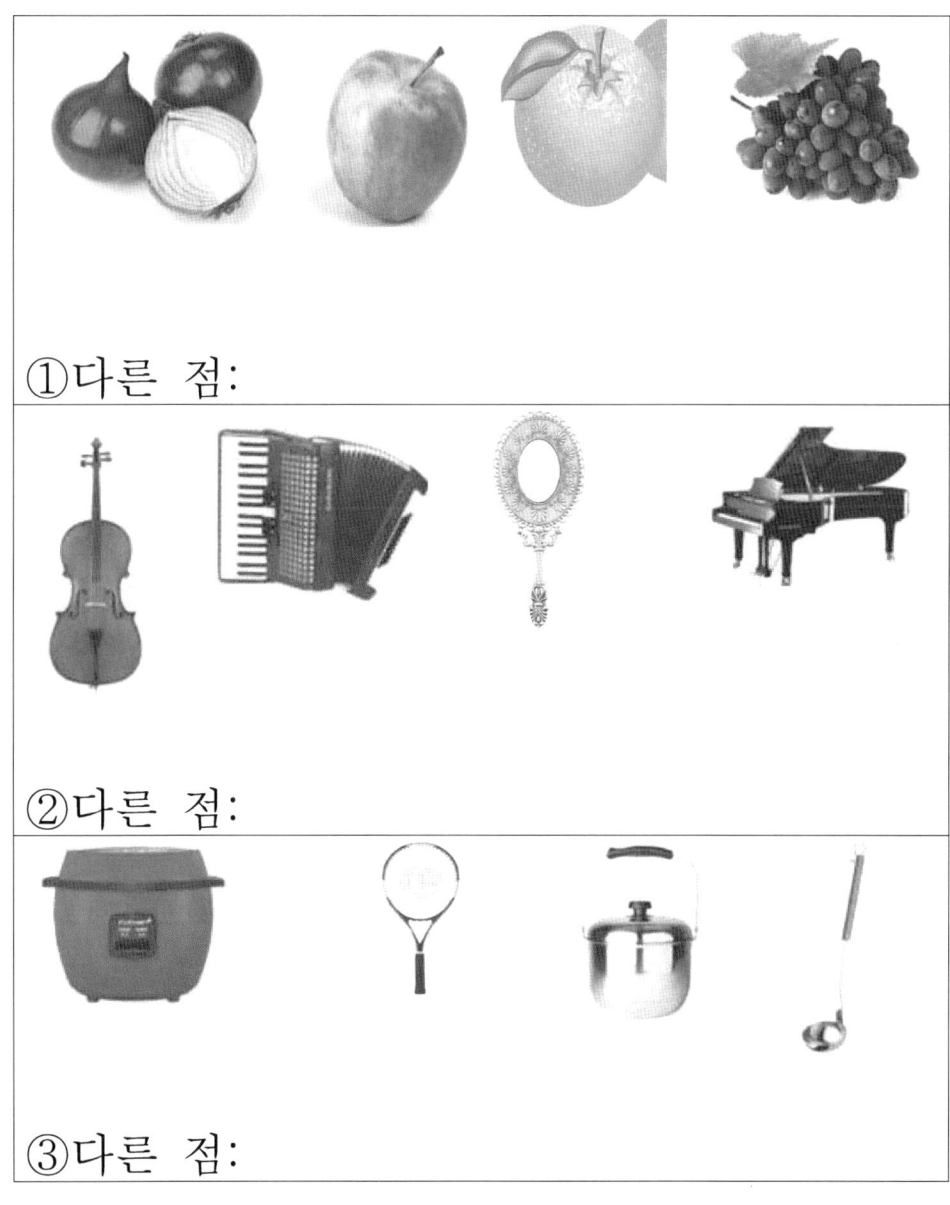

①다른 점:

②다른 점:

③다른 점:

4) 맞는 그림 찾기

왼쪽 사물과 오른쪽 동물을 보고 서로 관련 있는 것을 선으로 이어 주세요.

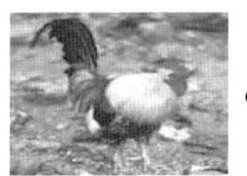 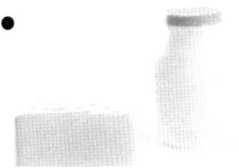

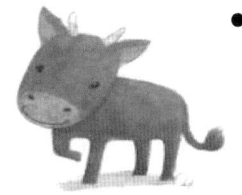 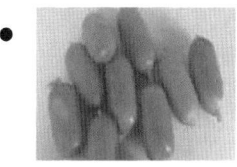

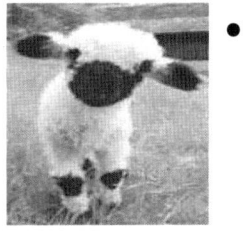 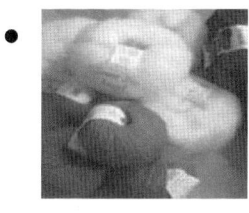

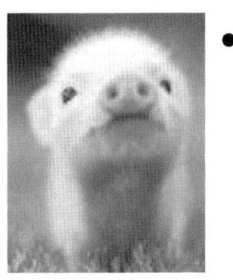 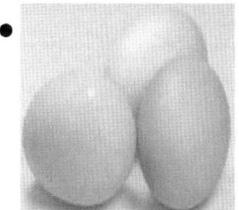

5) 같은 그림 찾기

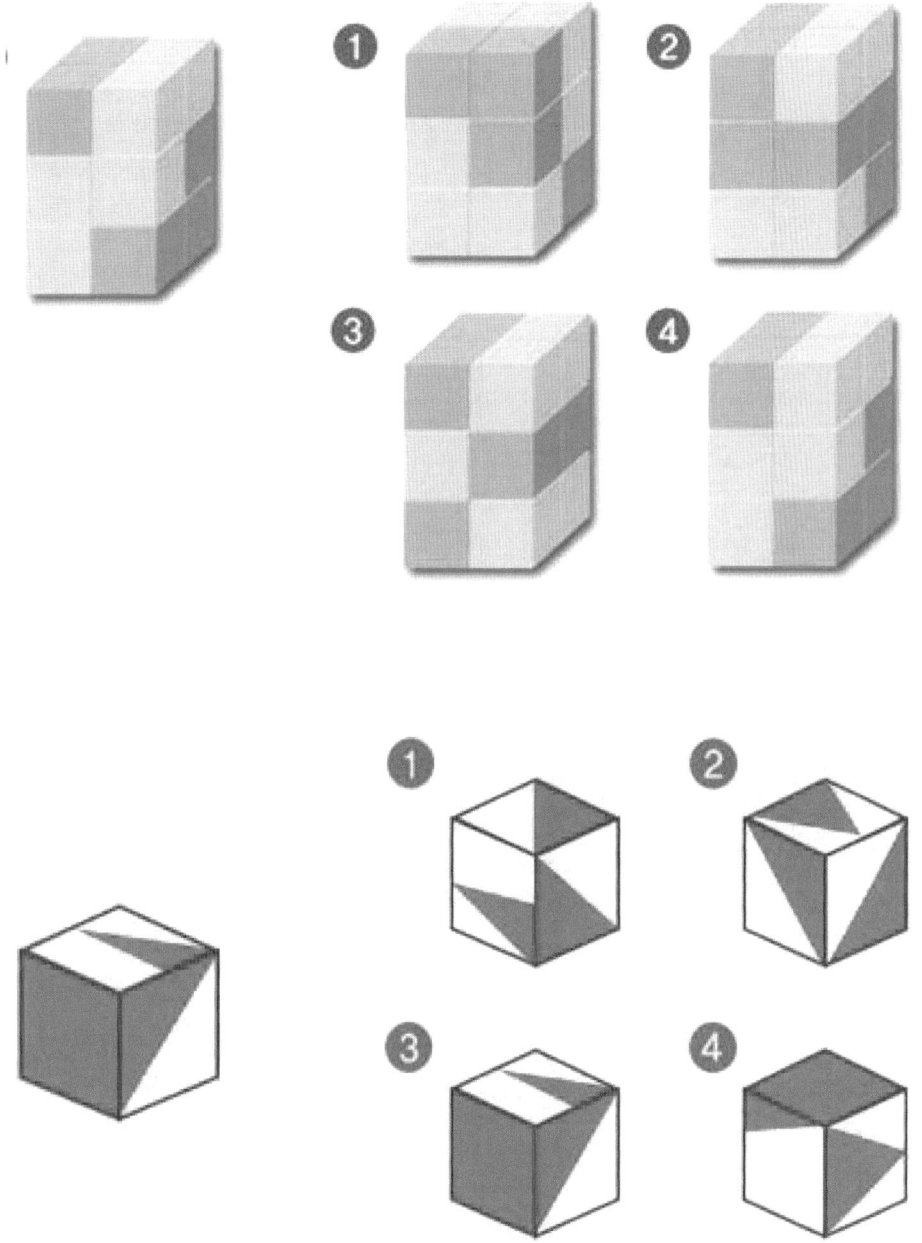

6) 동물이름대기

(1) 다음의 동물의 이름을 이야기 해보세요.
5번 반복해서 이야기 해보세요.

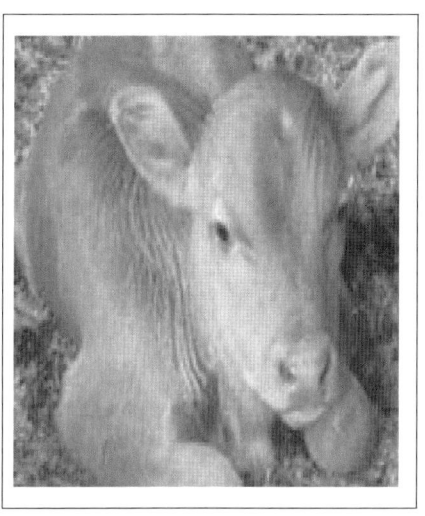
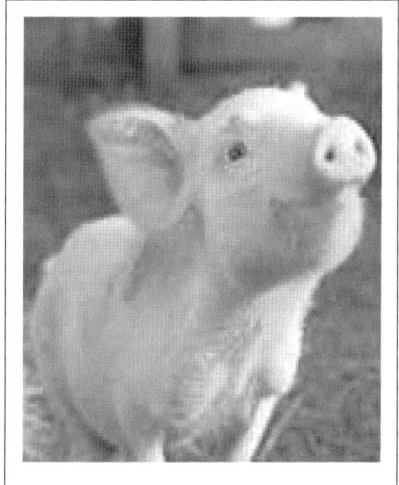
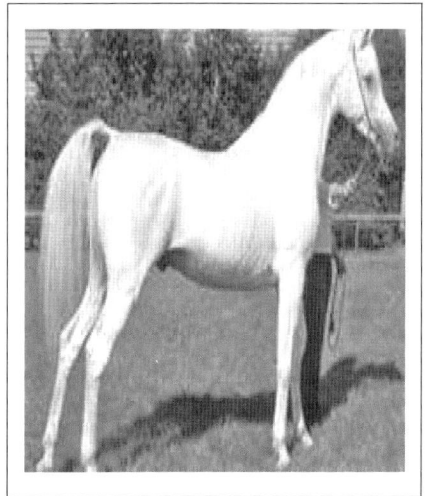
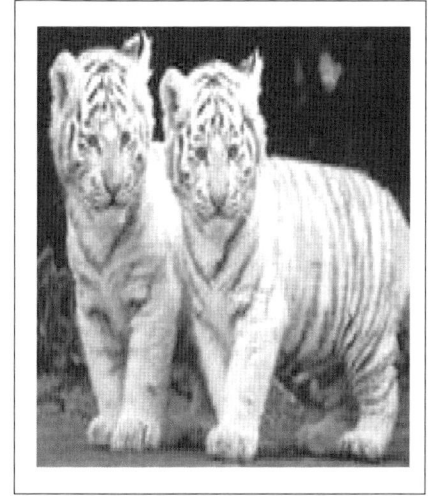

2. 숫자 짝짓기

① 다음 숫자 중에서 **3** 을 찾아보세요.

2	1	5	4	3
5	3	1	2	4

② 다음 숫자 중에서 **8** 을 찾아보세요.

7	6	10	9	8
9	8	6	7	10

③ 다음 보기를 보고 그림에 맞는 숫자를 적어보세요.

3. 글자 주의력

※ 다음의 단어와 맞는 곳에 표해 주세요.

| 가오리 | 선풍기 |

기	리	어	머	니
가	사	료	사	오
시	다	가	선	물
을	풍	차	돌	림

4. 빠진 곳 그려 넣기

※다음 표지판을 회색 선위에 똑같이 그려보세요.

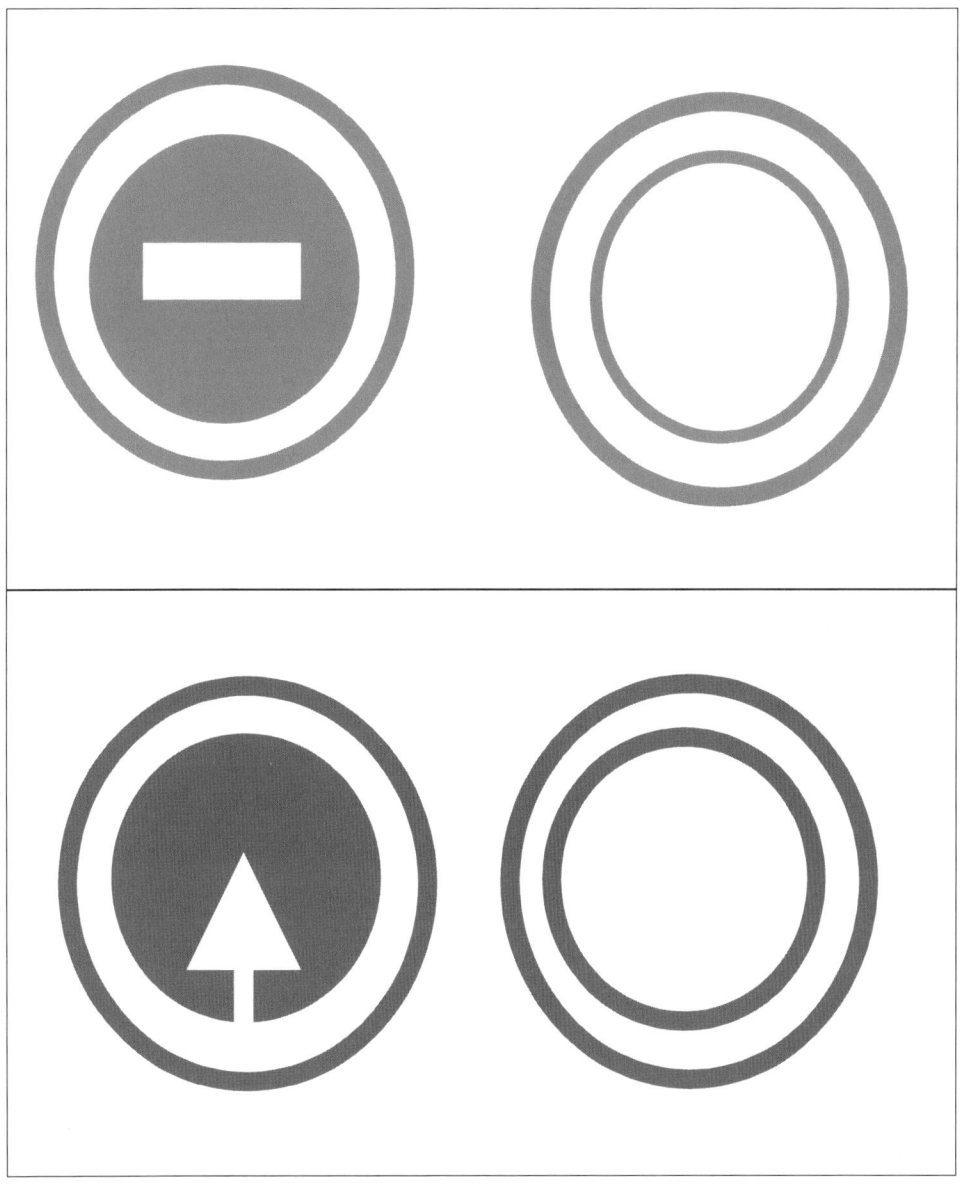

5. 빠진 곳 찾기

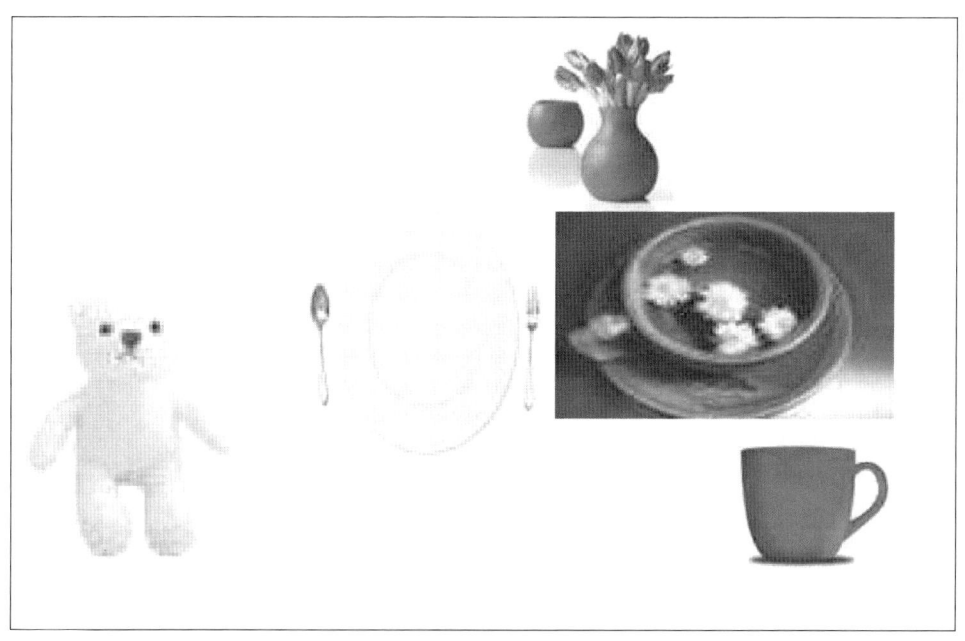

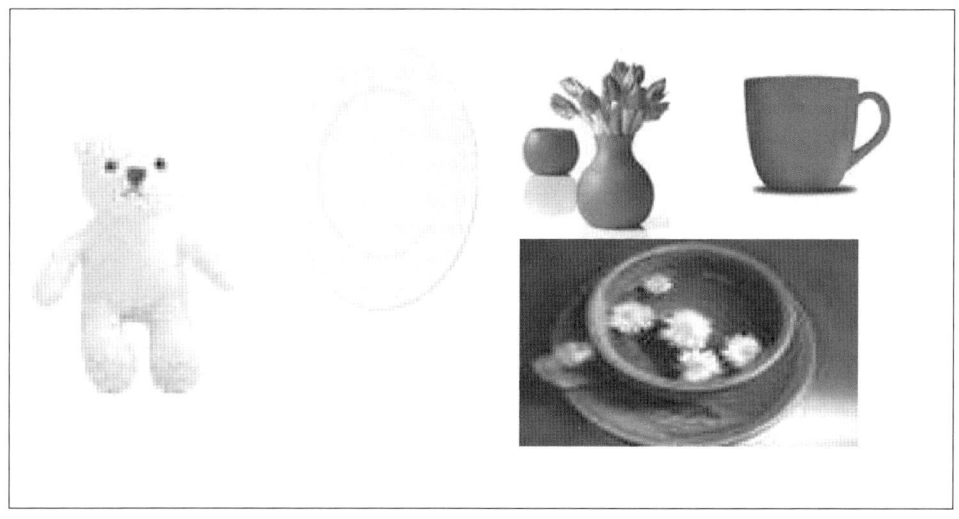

6. 숫자 거꾸로 세기

1	2	3	4	5	5	4	3	2	1

6	7	8	9	10	10	9	8	7	6

4	5	6	7	8	8	7	6	5	4
1	2	3	4	5	5	4	3	2	1
7	8	9	2	1	1	2	9	8	7

7. 거꾸로 말하기

동	해	물	과	백	두	산	이
이	산	두	백	과	물	해	동
하	느	님	이	보	우	하	사
우	리	나	라	만	세	대	한
대	한	사	람	대	한	으	로
길	이	보	전	하	세	만	세

인지훈련 워크북

IV. 인지카드

■ 언어

1. 단어 고르기

1) 앞에 있는 단어의 끝말이 다음 시작 단어의 앞 글자가 되도록 이어 보세요.

분필	필승	승진	진주
바지			
모과			
김치			
냄비			
야구			
병원			
보약			
회상			

2) 제시된 글자로 시작되는 단어를 3개 이상 적어보세요.

나			

다			

상			

일			

회			

2. 계산하기

1) 다음 문제의 내용을 보고 질문에 답해 보세요.

할머니는 병원에 가시기 위해 지하철을 타시고 병원 진료비로 3000원을 약값으로 2000원을 음료수로 1000원을 쓰셨습니다.

■ 오늘 할머니가 쓰신 돈은 얼마인가요?

정 답 _____

3. 따라 해보기

1) 왼쪽의 단어를 사용하여 이야기를 만들어 보세요.

고무신	나는 오랜만에 고무신을 신고 병원에 갑니다.
택시	
새색시	
첫사랑	
신랑	
가마	

2) 다음 문제의 내용을 보고 질문에 답해보세요.

보기

문제 지우는 도현이의 엄마입니다.
서우는 지우의 언니입니다.
도현이와 서우는 어떤 관계입니까?

정답 이모와 조카사이

문제 현주는 정순이의 딸입니다.
학수는 정순이의 어머니입니다.
현주와 학수는 어떤 관계입니까?

정답

4. 어휘력

※아래 제시된 활동에 맞게 순서대로 배열해 보세요.

보기 양치질하기

문제
1. 입안 가글하여 행구기
2. 칫솔로 이 닦기
3. 치약을 칫솔에 짜기
4. 치약 준비하기
5. 칫솔, 양치 컵 준비하기

정답 5-4-3-2-1

오곡밥 짓기

문제
1. 찹쌀,멥쌀,차조,검은콩,수수,팥등 오곡을 준비
2. 소금을 조금 넣는다.
3. 오곡을 솥에 넣는다고 뚜껑을 덮는다.
4. 쌀을 씻는다.

정답   - - -

5. 끝말잇기

1) 비행기 ⇨ 기타 ⇨ 타조 ⇨ 조국?
   ⇨ 국수? ⇨ 수박? ⇨ 박사 ⇨ 사랑?

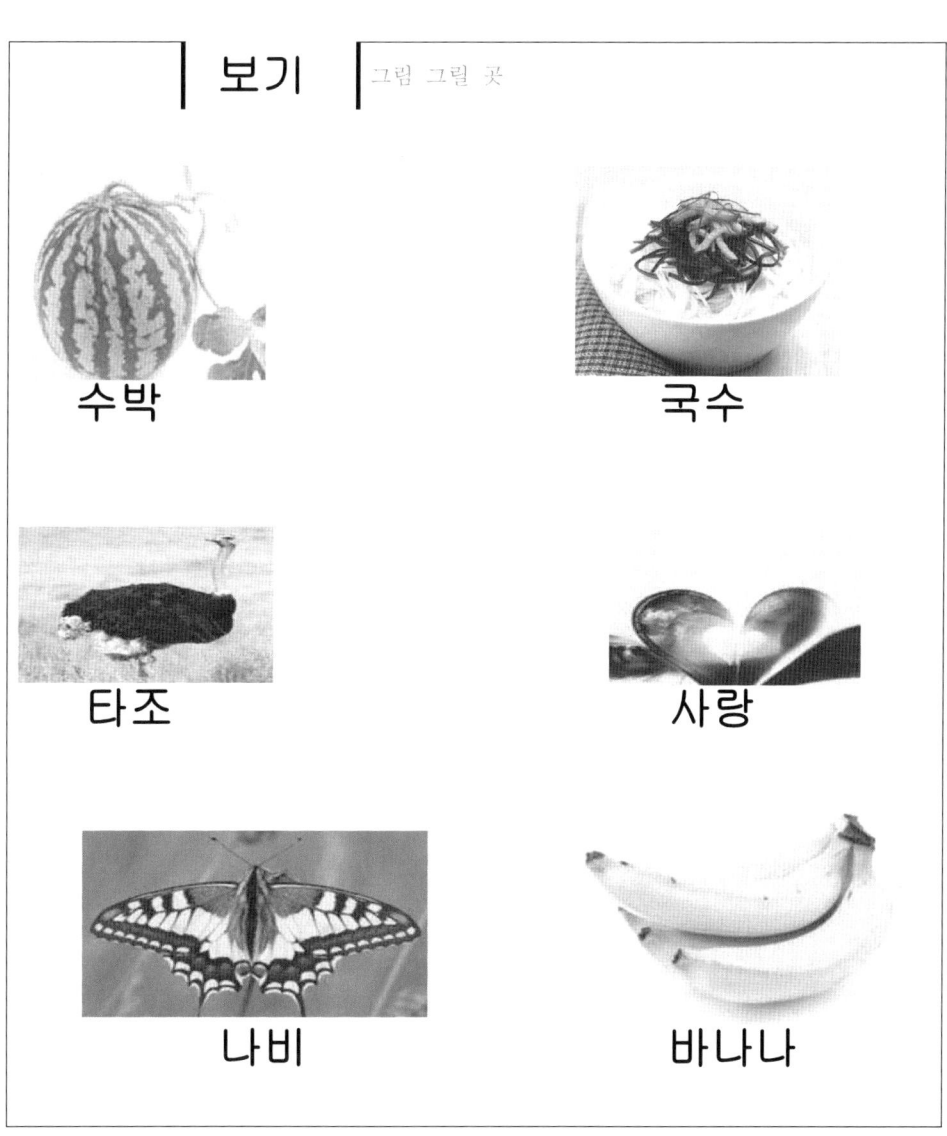

2) 끝말 이어가기
※주어진 예문과 같이 끝말을 이어 보세요.

수선화	의사	놀이	교통부
↙	⇩	⇩	⇩
화장품			
↙	⇩	⇩	⇩
품팔이			
↙	⇩	⇩	⇩
이쑤시개			
↙	⇩	⇩	⇩
개막식			
↙	⇩	⇩	⇩
식물원			
↙	⇩	⇩	⇩
원두막			
↙	⇩	⇩	⇩

6. 낱말 찾기

※ 설명에 맞는 단어를 네모 칸에 써 넣고 주어진 단어를 찾아 동그라미 치시오.

보기 24절기 중 5월에 들어 있고 창포로 머리를 감는 행사를 하는 절기는 |단|오|

성 춘 향 ⓓ 그 네 타 는 날 ⓞ 도 령 만

1. ☐☐☐ 도로에 설치된 신호를 알리는 빨강, 노랑, 초록불

정답: ☐☐☐

도로에 가면 등불이 깜빡 깜빡 신호 함

2. ☐☐☐ 삼복 더위를 이기기 위해서 닭과, 은행, 밤, 인삼, 대추, 당귀 등을 넣고 푹 삶은 여름 보양식은?

정답: ☐☐☐

선녀탕은 삼복 더위를 이기는 계절

3. ☐☐☐ 삼 복 더위를 이기기 위해서 닭과, 은행, 밤, 인삼, 대추, 당귀 등을 넣고 푹 삶은 여름 보양식은?

정답: ☐☐☐

선녀탕은 삼복 더위를 이기는 계절

4. ☐☐ 환자를 진찰하고 치료하기 위하여 설치한 장소는?

정답: ☐☐

병을 낳기 원하면 의사를 찾아 가세요.

5. ☐☐ 틀니를 하거나 치아가 손상되면 진찰하고 치료하는 장소는?

정답: ☐☐

치아가 썩으면 과자를 줄이세요.

7. 수행명령

과자가 3개 있는 칸부터 출발해서 9개 있는 하나씩 많아지는 순서대로(3-4-5-7-8-9)길을 가려고 해요. 과자의 수를 잘 세어보고, 올바른 길을 따라 선을 그어 보세요.

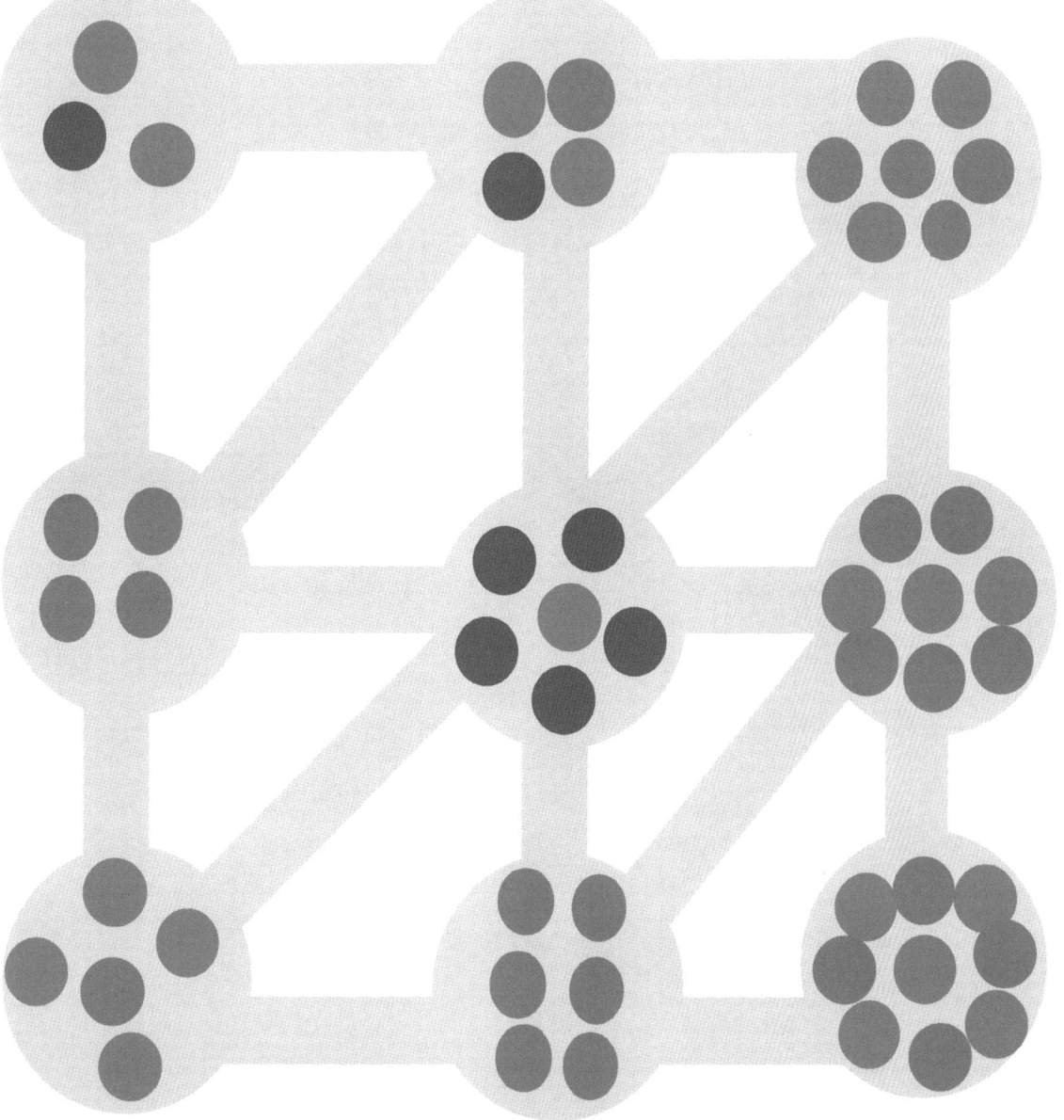

Ⅴ. 회상요법
- 기억

1. 카드그림 회상하기

※옛 음식 회상하기

|수정과|

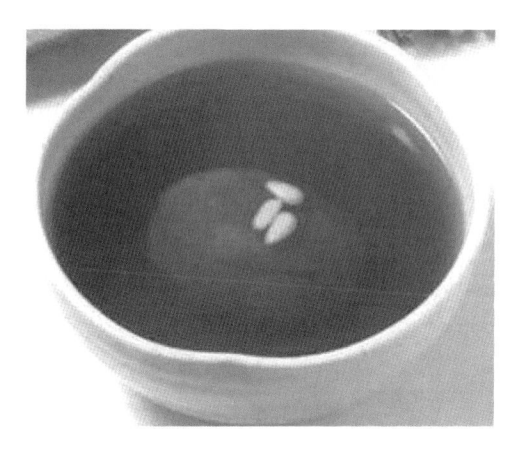

|식 혜|

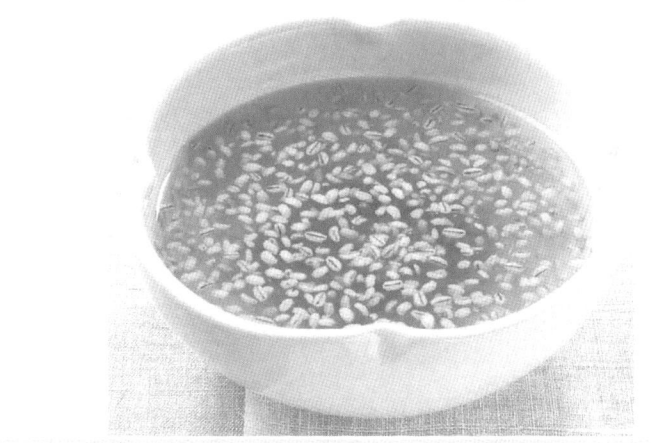

| 화 전 |

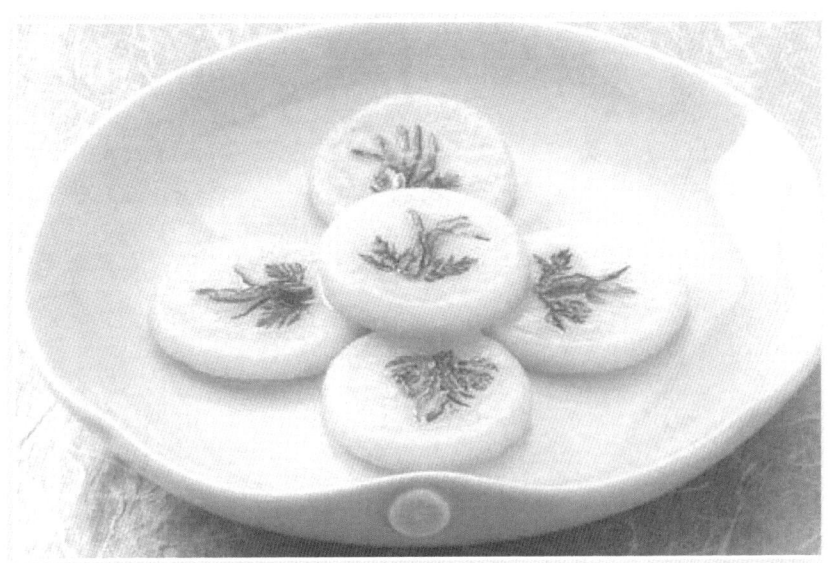

| 다 식 |

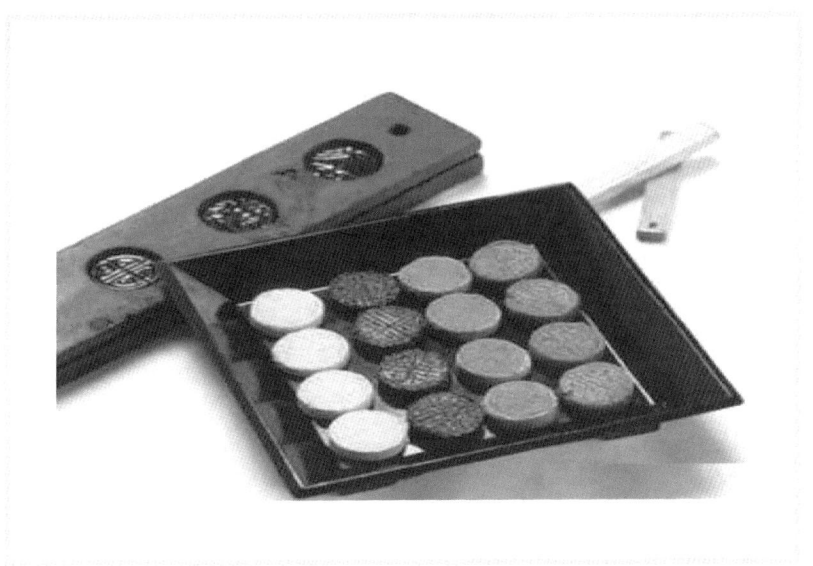

화 채

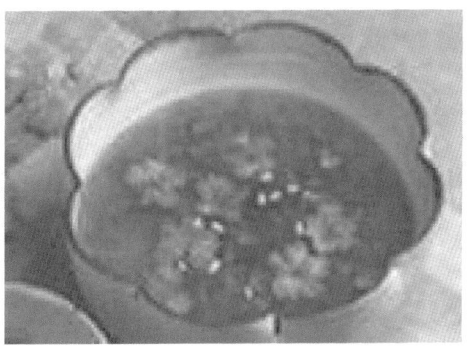

신선로

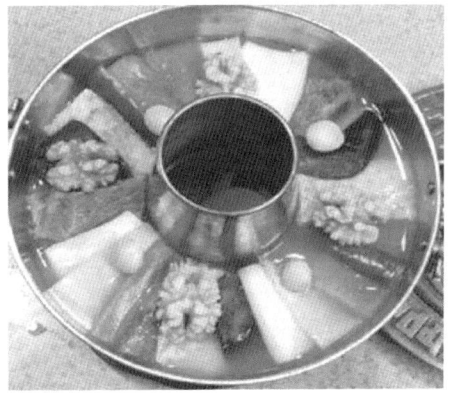

잔치국수

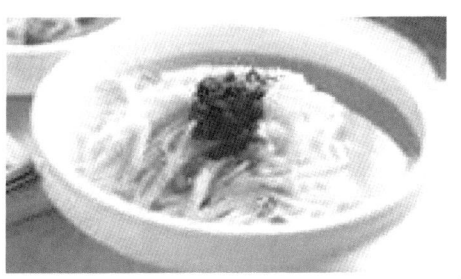

동지팥죽

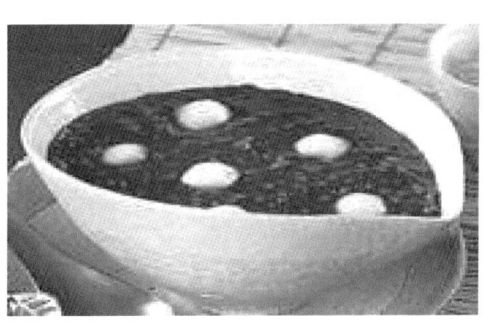

2. 단어 연상하기

1) 다음은 빈칸에 들어갈 공통 글자를 네모 안에서 보세요.

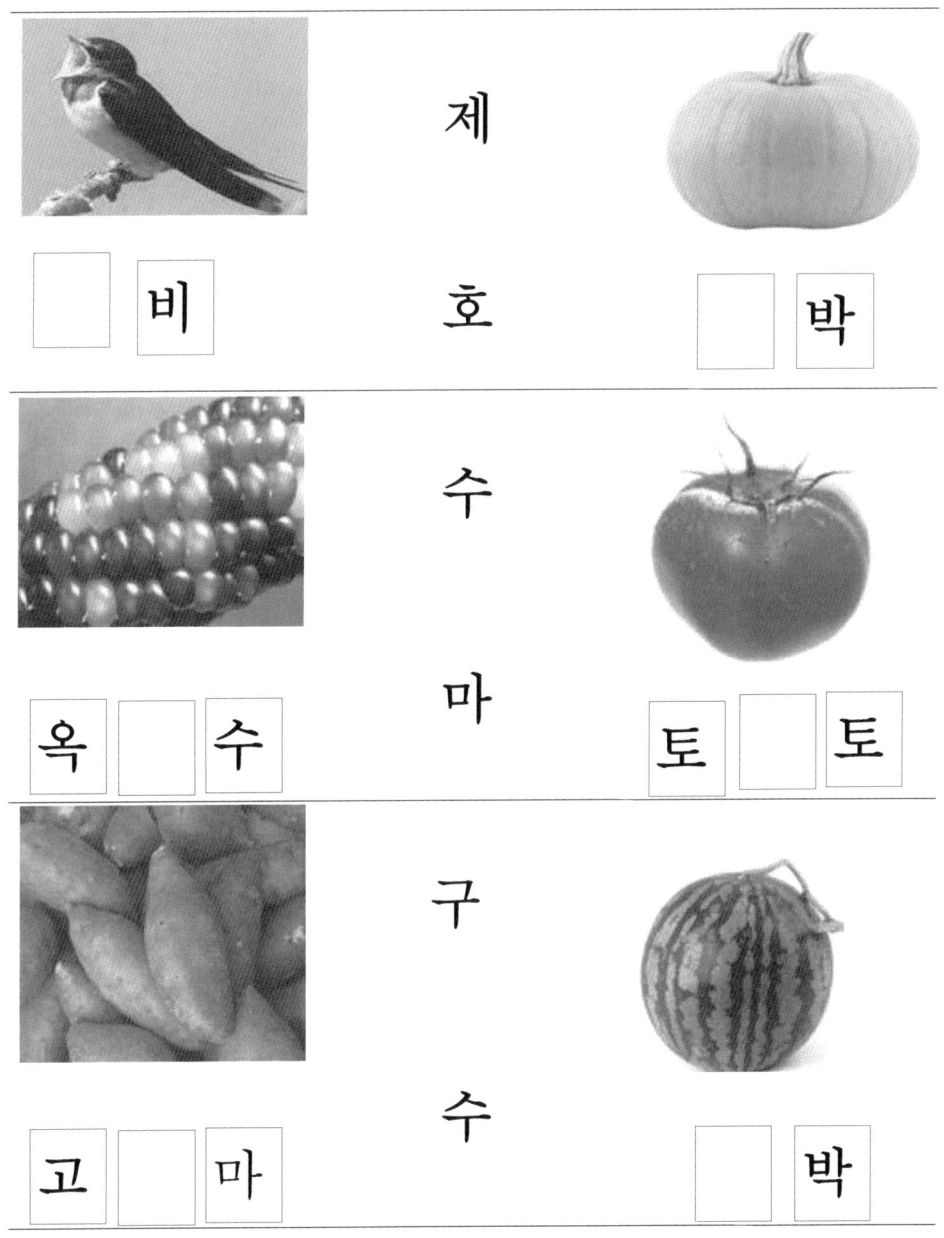

2) 단어 연상하기(가을하면 생각나는 단어?)

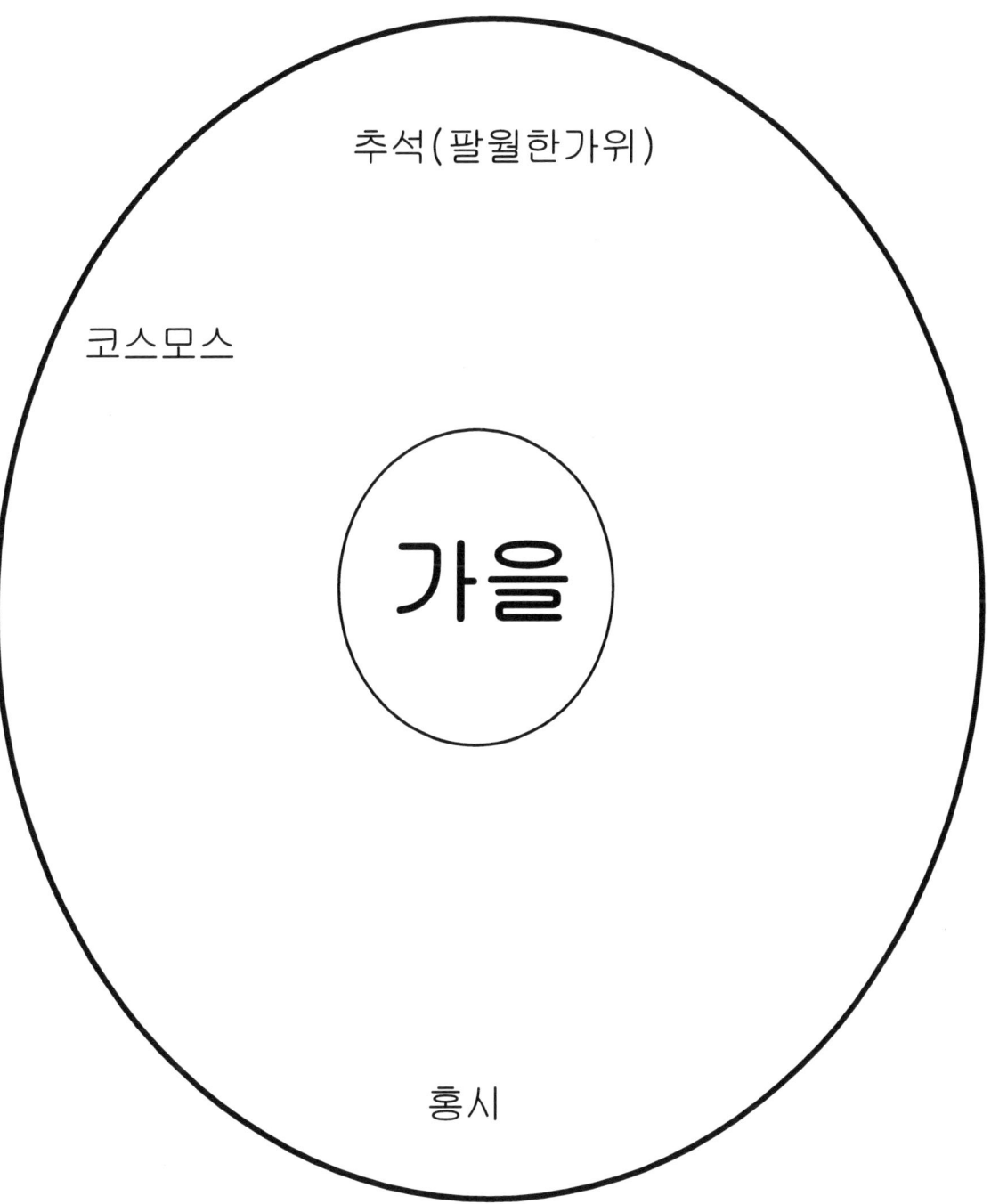

3) 단어 인출하기

※주어진 단어의 앞 글자를 써주세요.

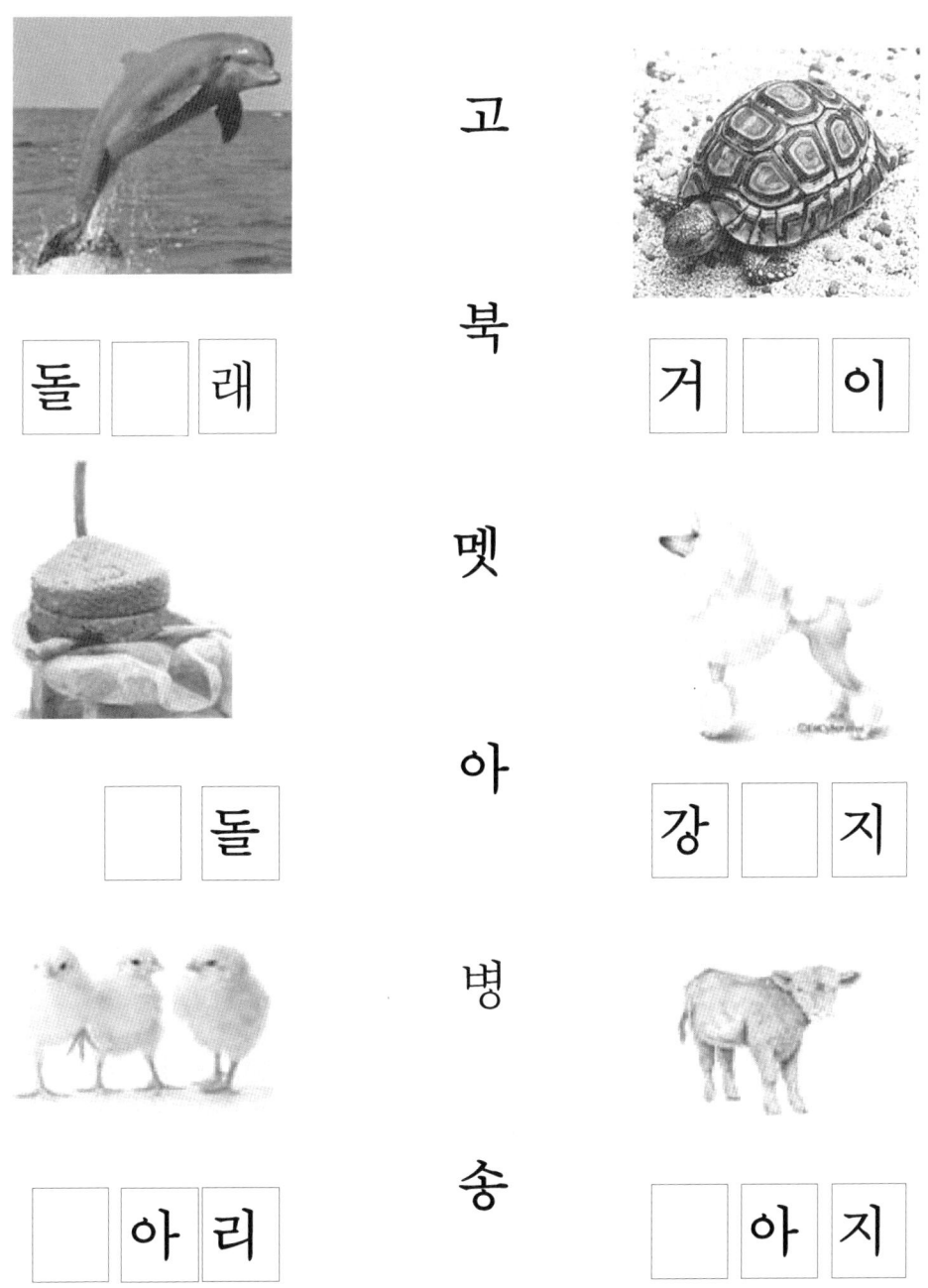

4) 단어 인출하기(사물의 용도 알아보기)

※동일한 용도를 찾아보세요.

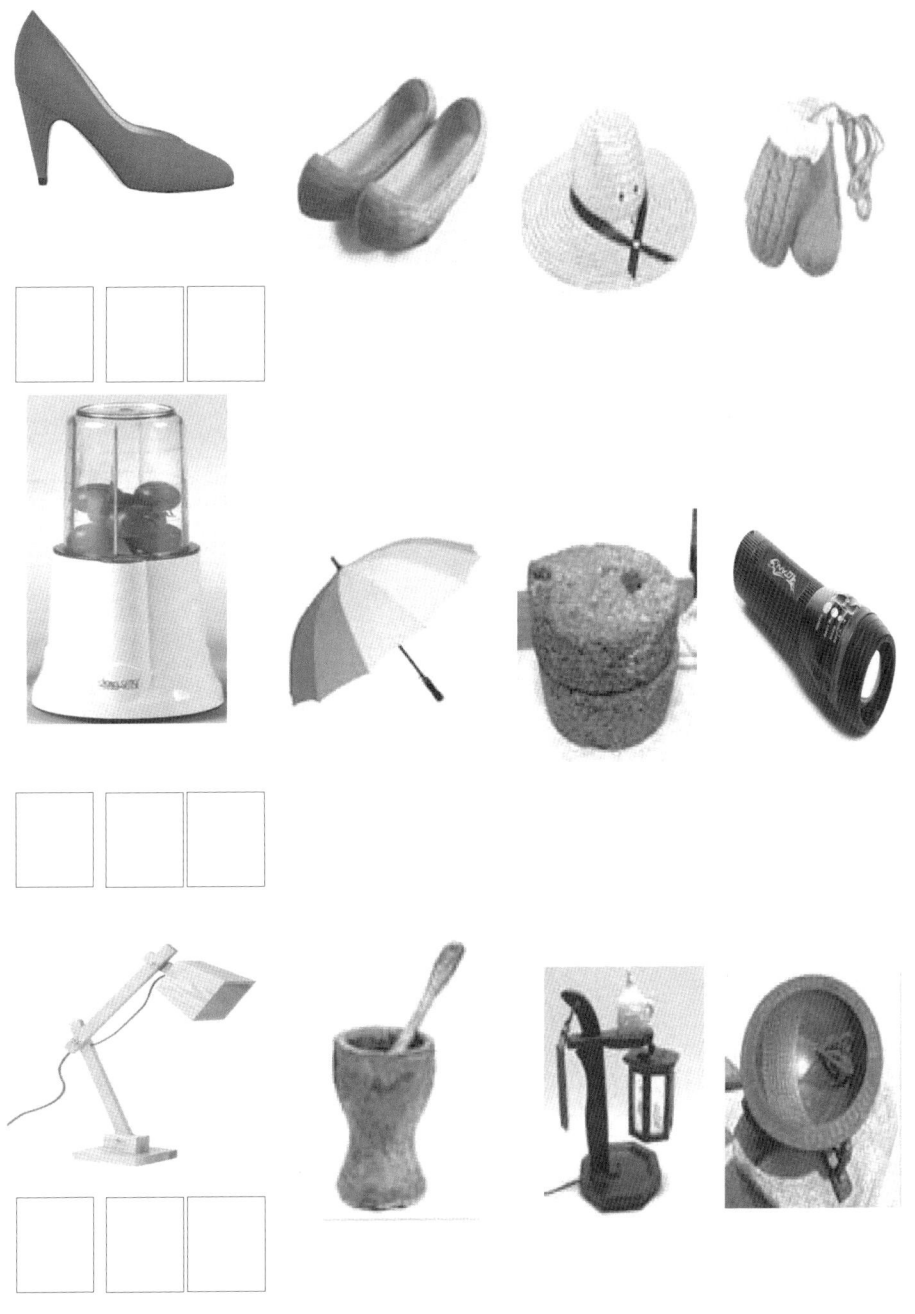

5) 단어 인출하기(사물의 용도 알아보기)

※동일한 것을 찾아 연결해 보세요.

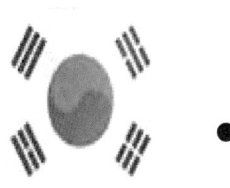   •   •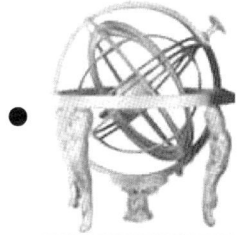

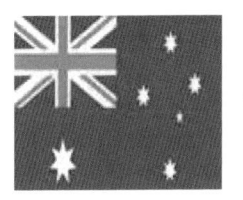   •   •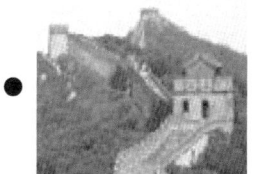

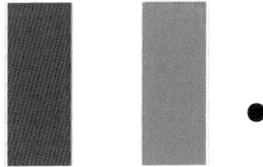   •   •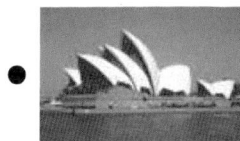

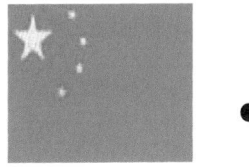   •   •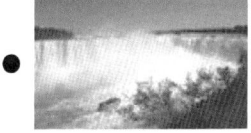

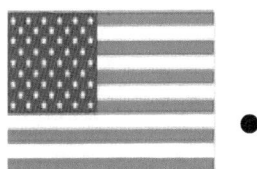   •   •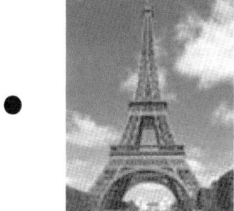

6) 사물의 길이를 알아보기

※가장 긴 것과 가장 짧은 것을 찾아보세요.

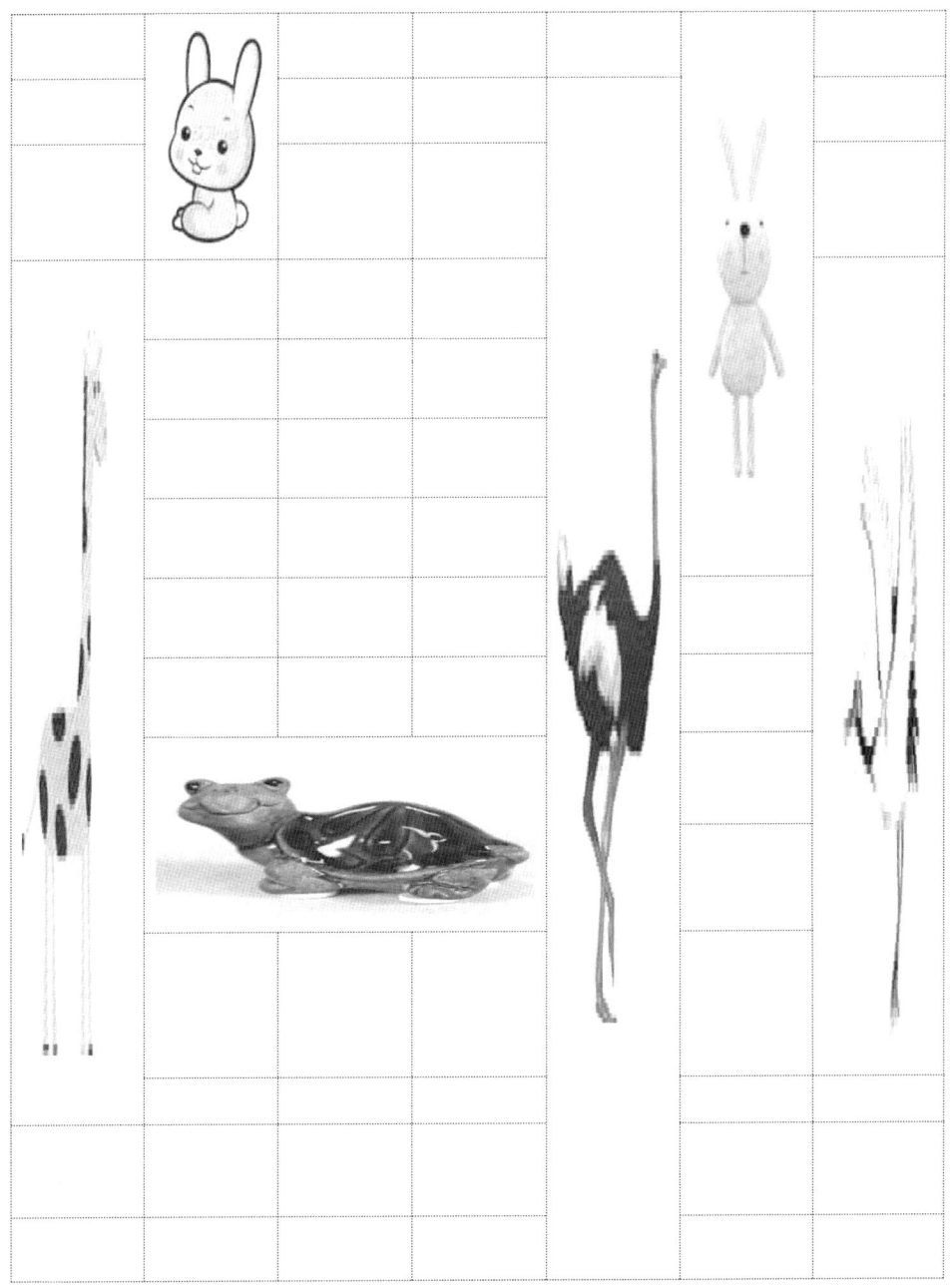

7) 사물의 크기를 알아보기

※가장 큰 것과 가장 작은 것을 찾아보세요.

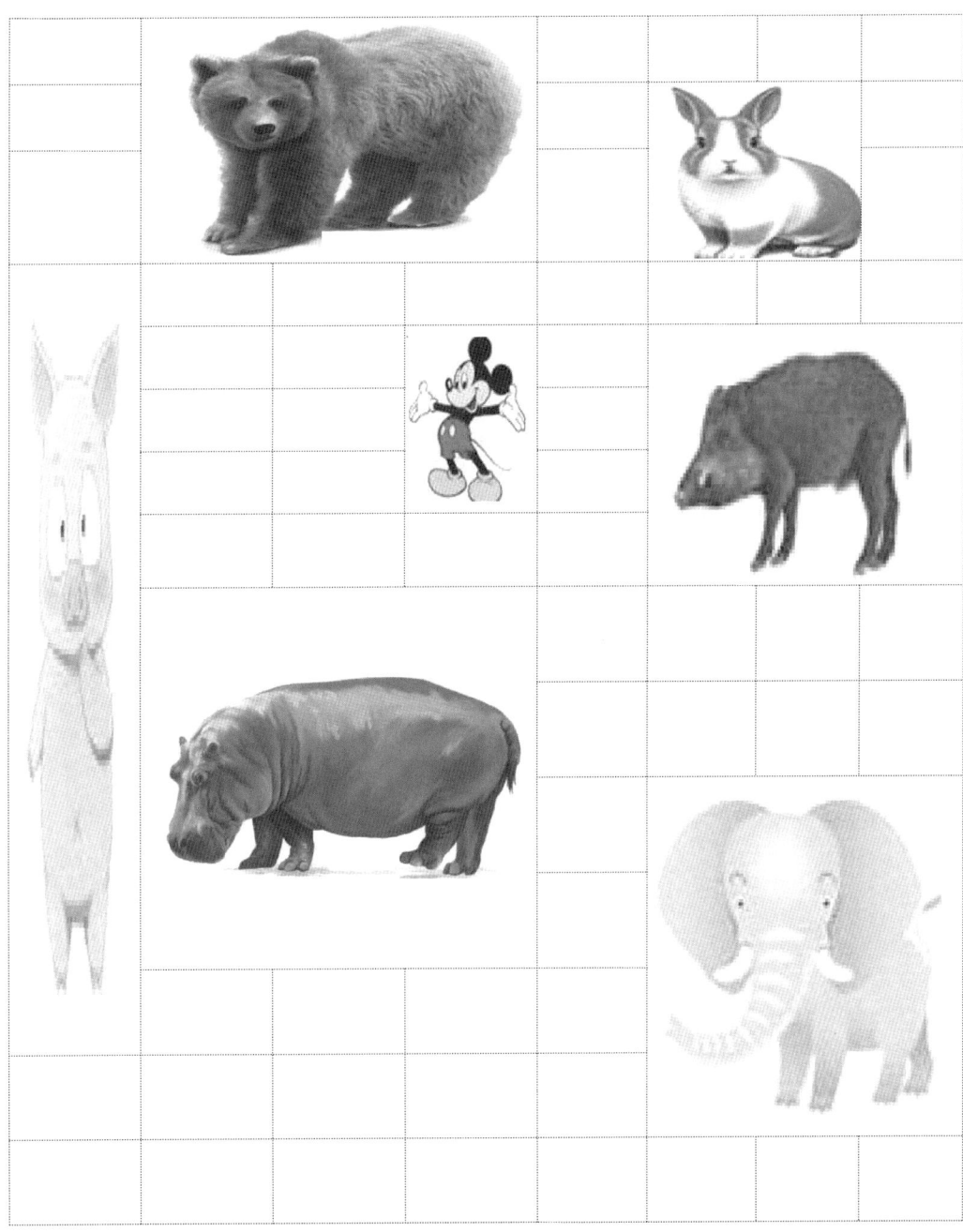

8) 식물을 알아보기

※뿌리 식물과 열매 식물을 찾아보세요.

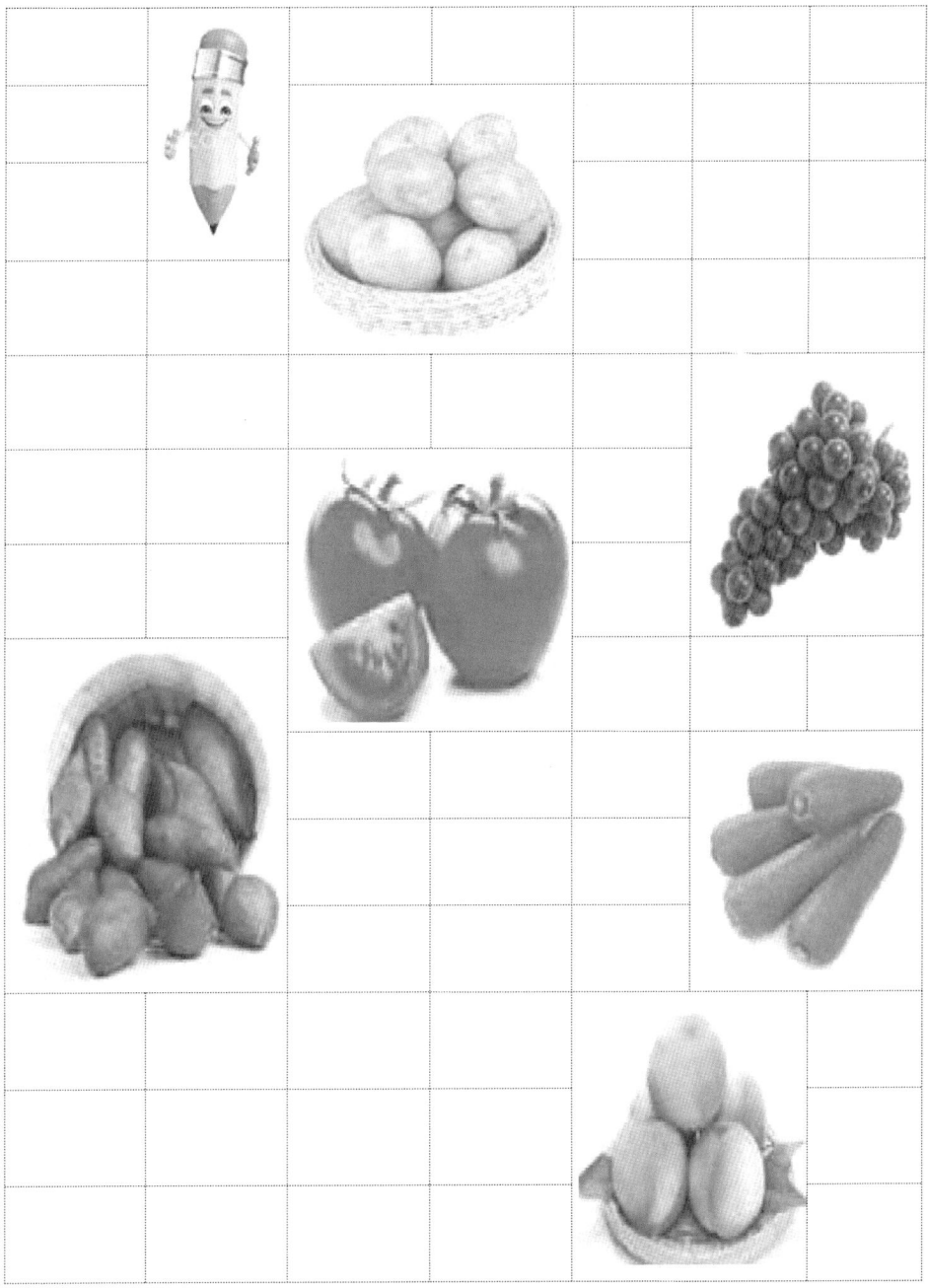

3. 같은 그림 찾기

1) 같은 인디언 찾기

※ 똑 같이 생긴 인디언 사람 그림을 찾아보세요.

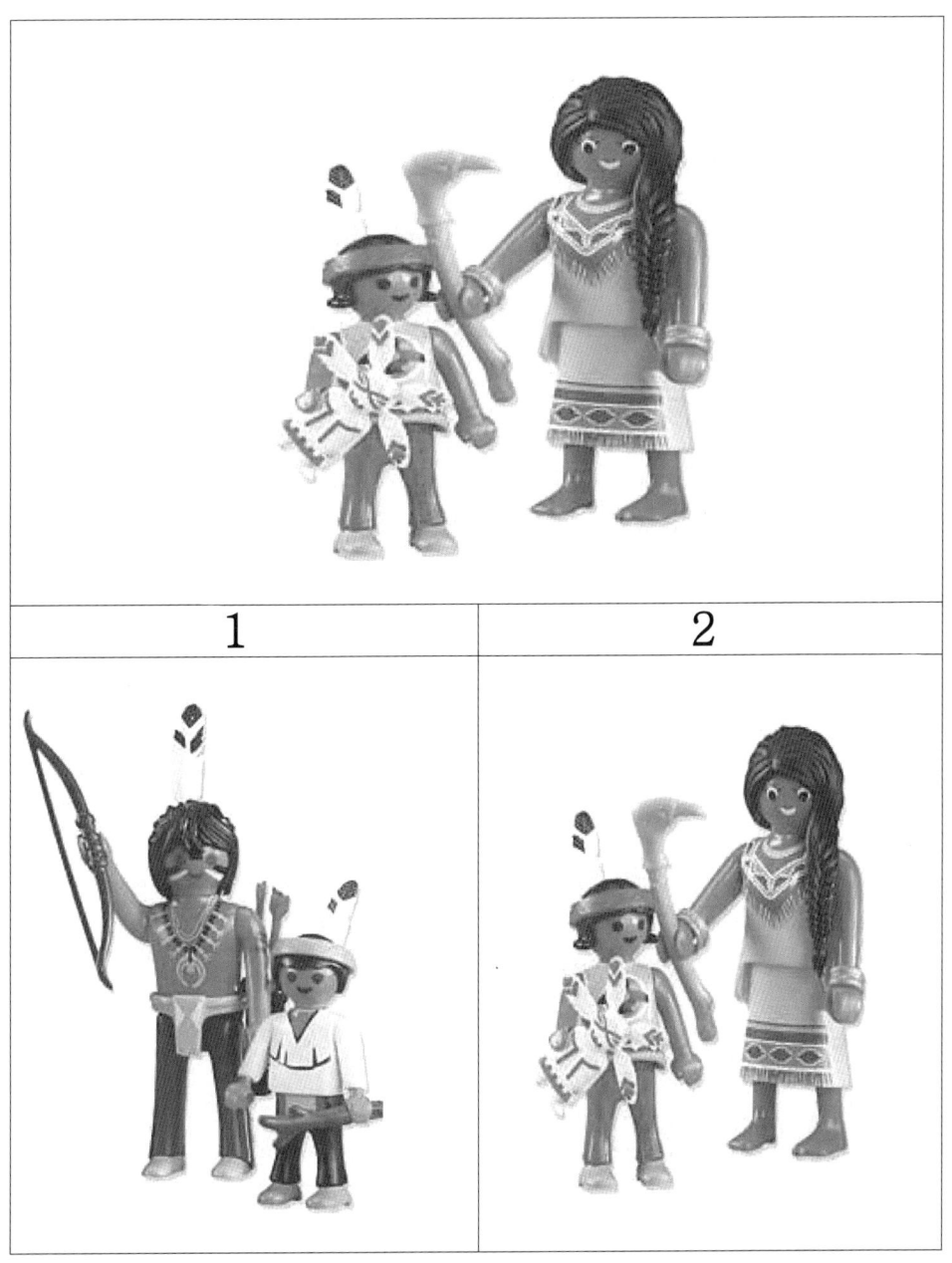

2) 같은 오리인형 찾기

※ 똑 같이 생긴 오리인형 그림을 찾아보세요.

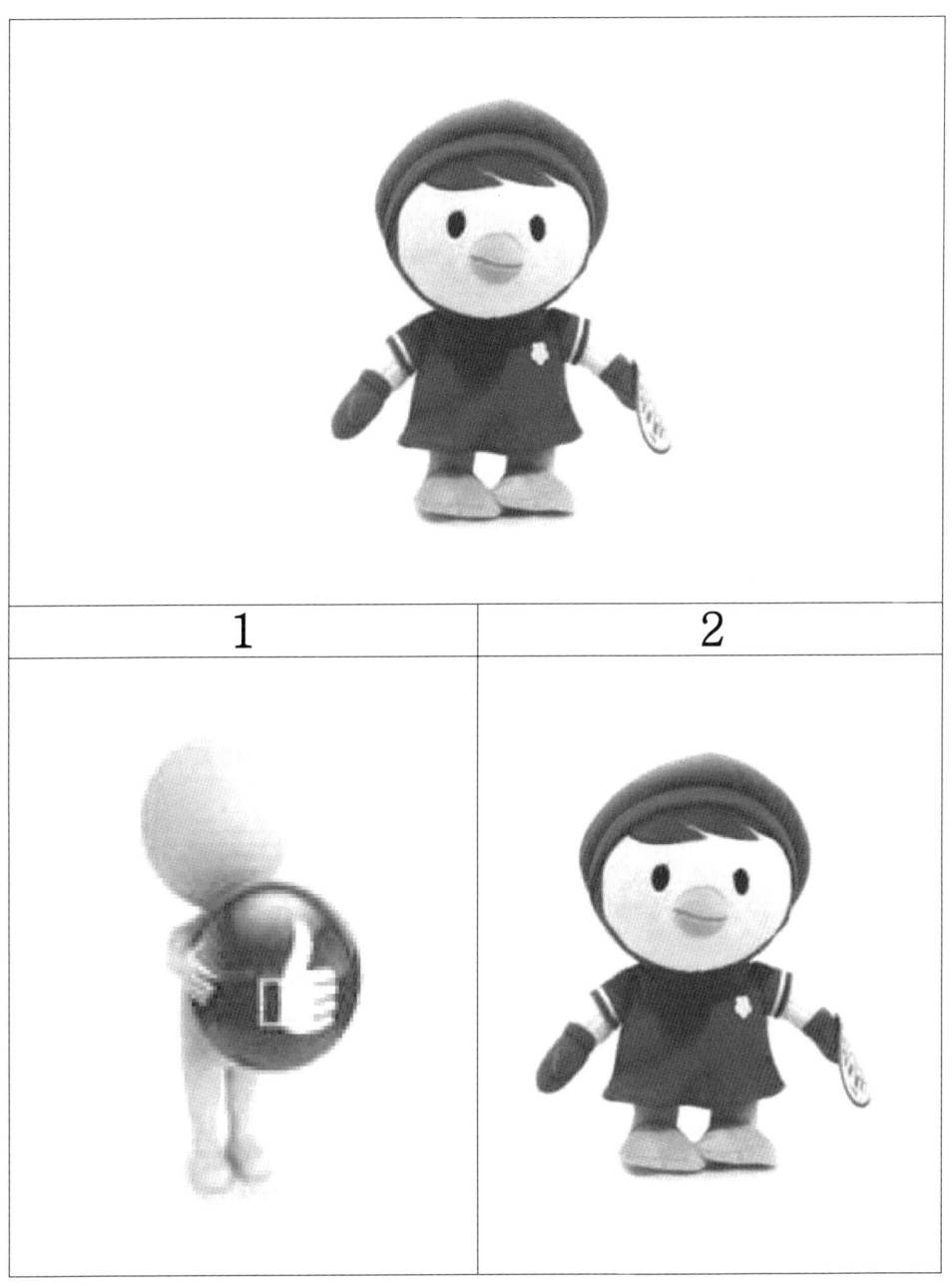

3) 같은 곰 인형 찾기

※똑 같이 생긴 곰 인형 그림을 찾아보세요.

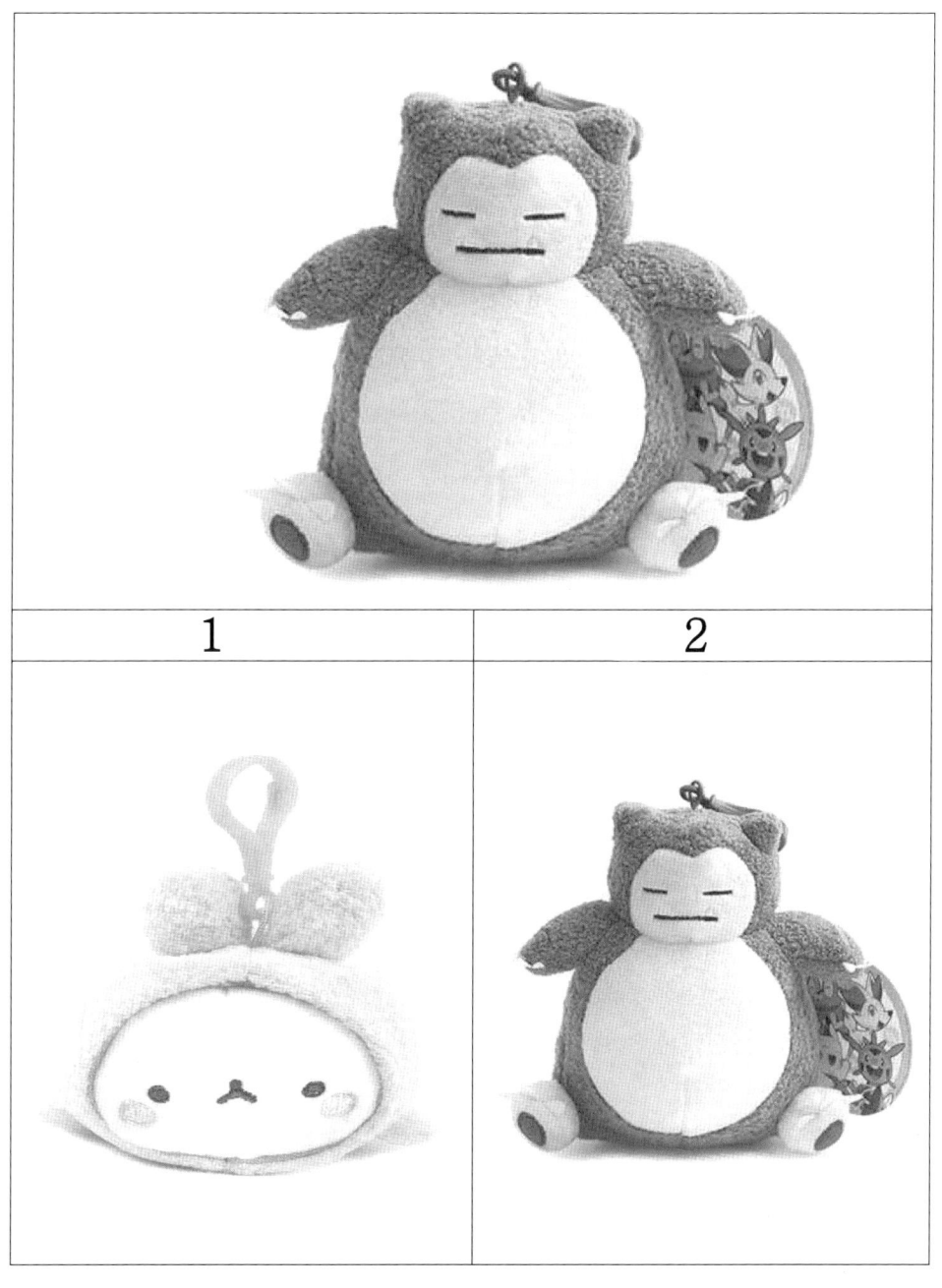

4) 같은 과일 찾기

※ 똑 같은 과일이 그림을 찾아서 그 아래 번호를 적어 보세요.

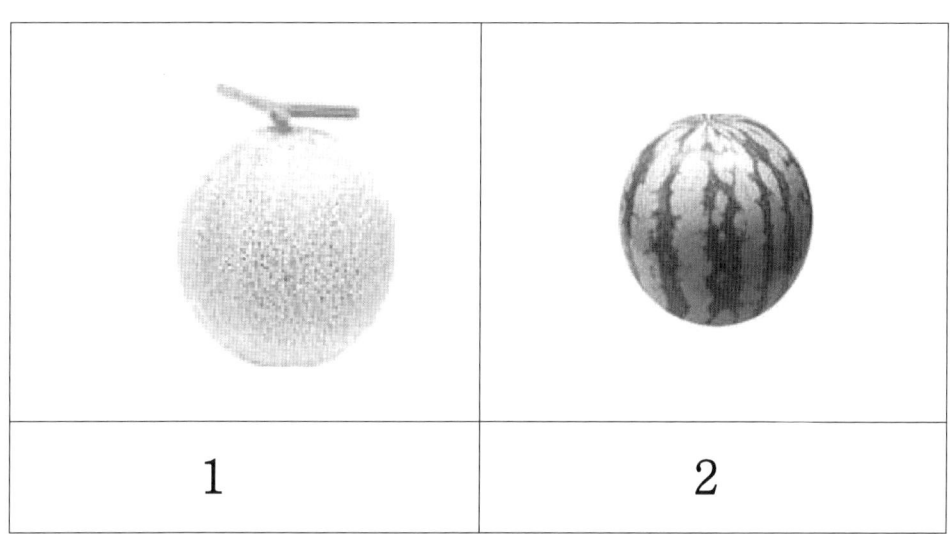

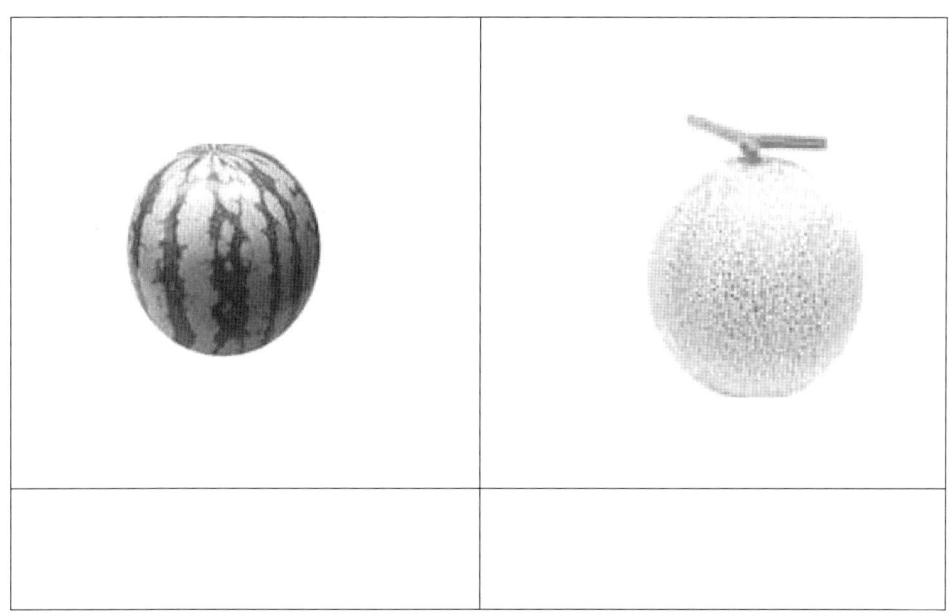

4. 동물 울음 흉내내기
1) 다음의 동물의 울음을 흉내내 봅시다.

※ 동물의 울음소리를 5번 반복해서 흉내내 봅시다.

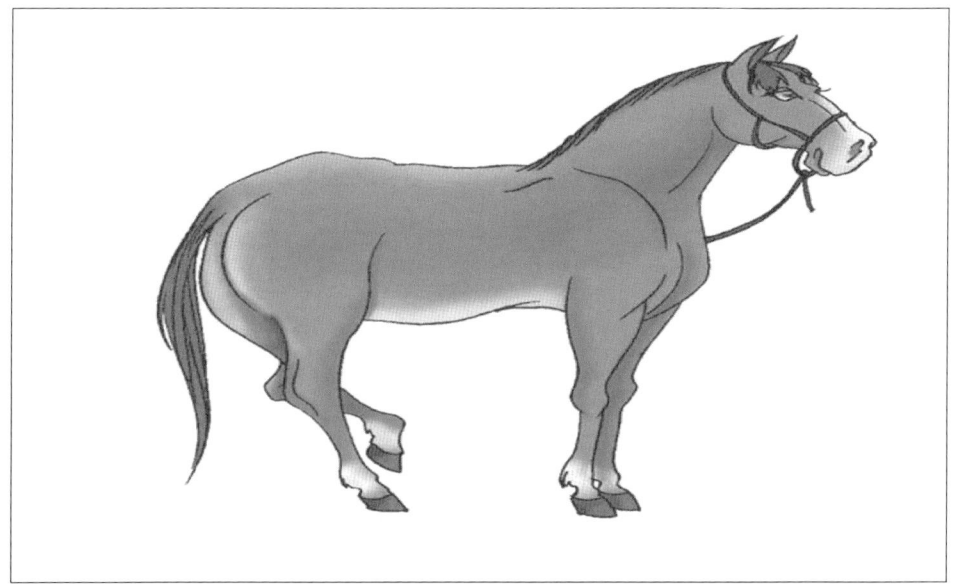

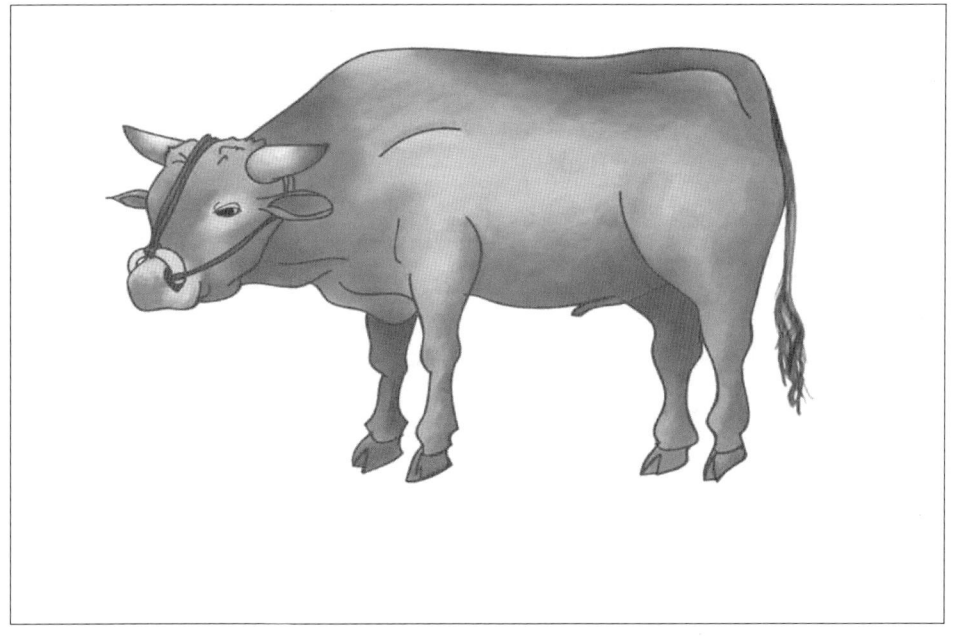

2) 앞에 어떤 동물이 있었는지 표시해 보세요.

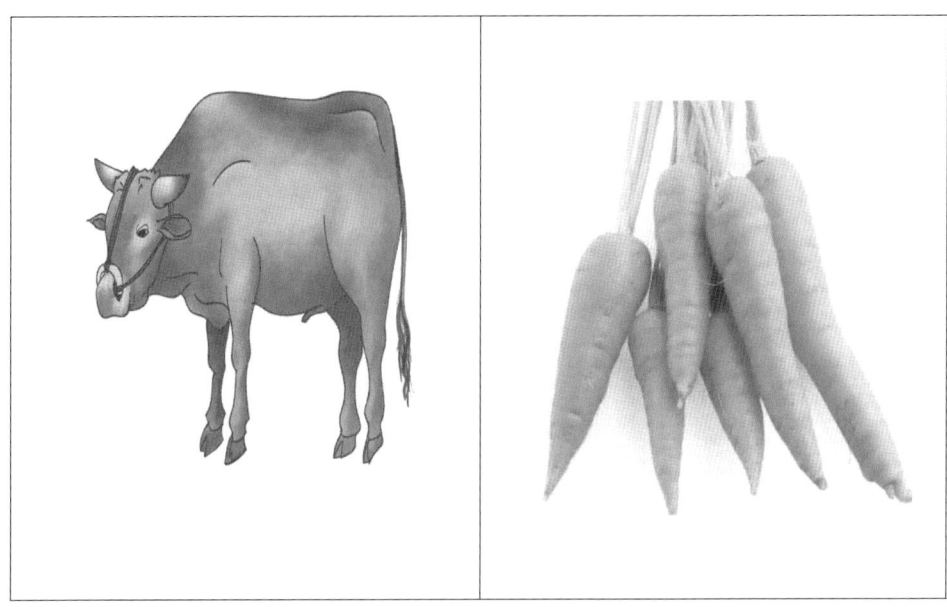

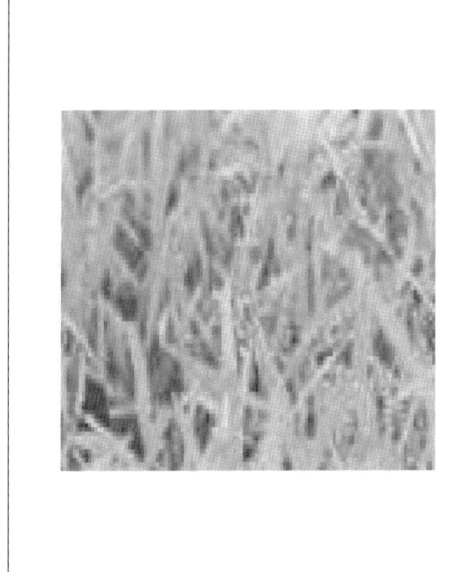
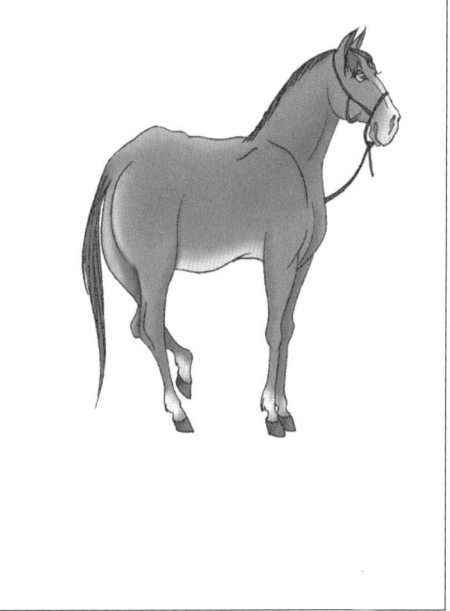

VI. 소 근육 발달

■ 지각

1. 수직 등분하기

1) 수직선을 중심으로 나머지 반원을 그려보세요.

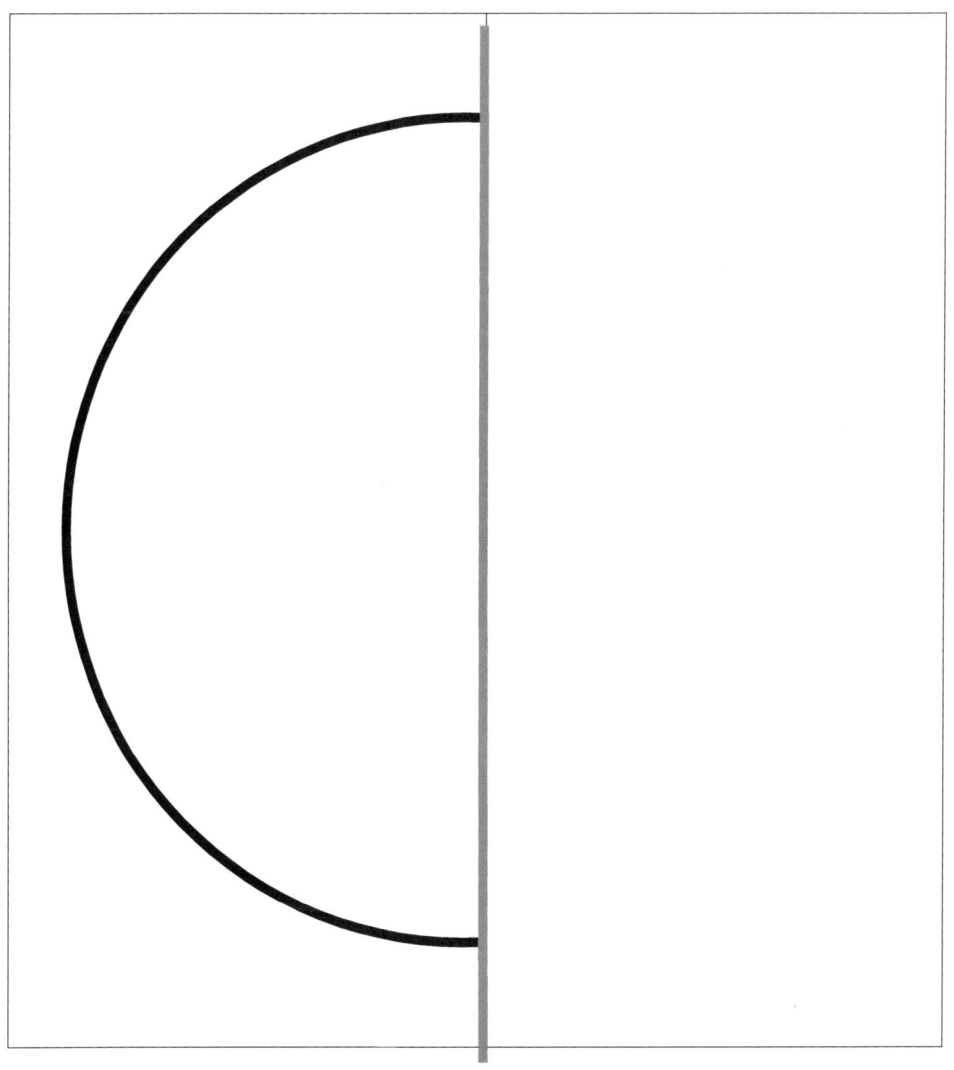

2) 수직선을 중심으로 나머지 반사각을 그려보세요.

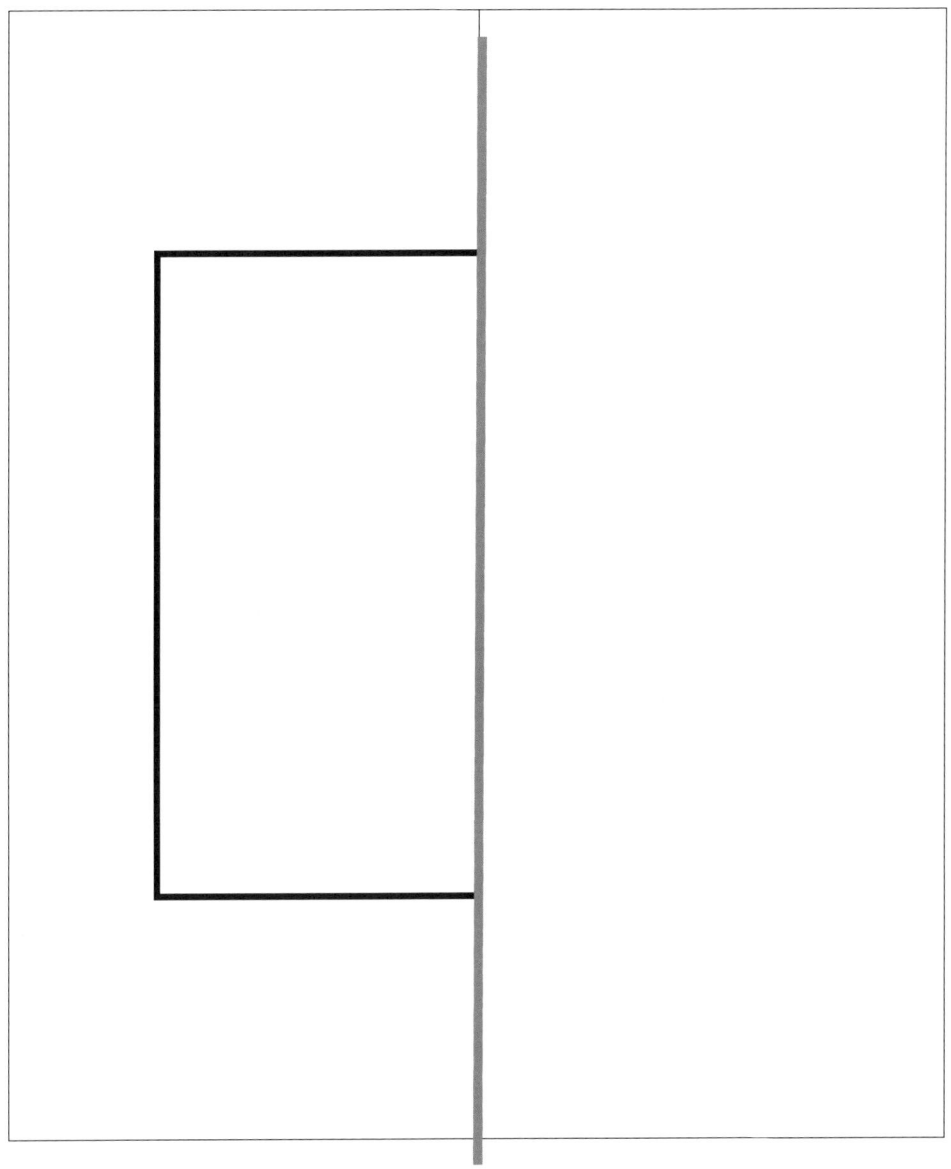

인지훈련 워크북

2. 점선 따라 그리기
1) 점선 따라 직선 그려보기

▶ •

▶ •

▶ •

▶ •

▶ •

2) 점선 따라 원을 그려보세요.

3) 점선 따라 두 원이 겹치게 그려보세요.

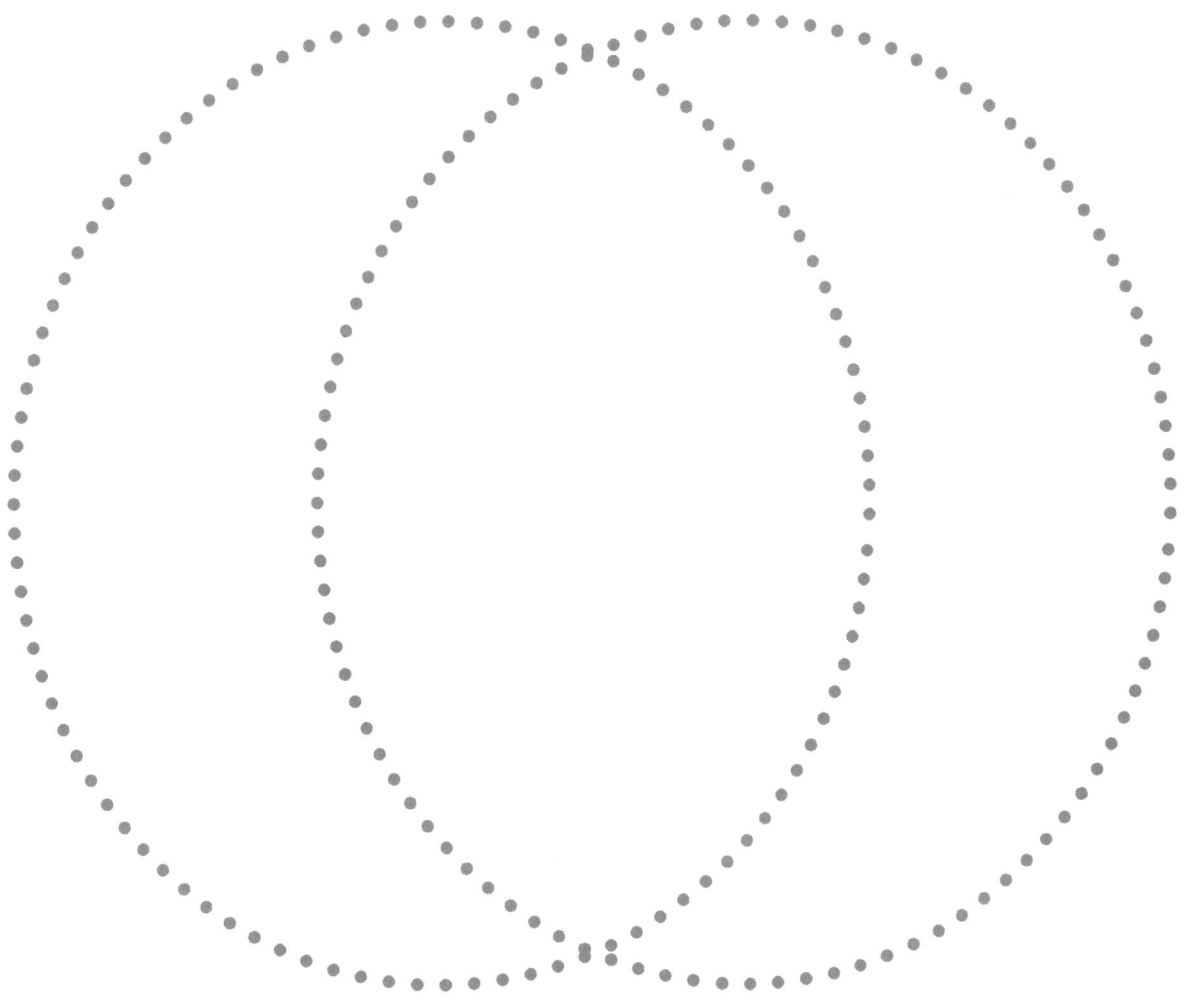

4) 점선 따라 곡선을 그려보세요.

5) 점선 따라 곡선을 그려보세요.

3. 틀린 그림 찾기
1) 아래의 그림 중 다른 그림은 어느 것 입니까?

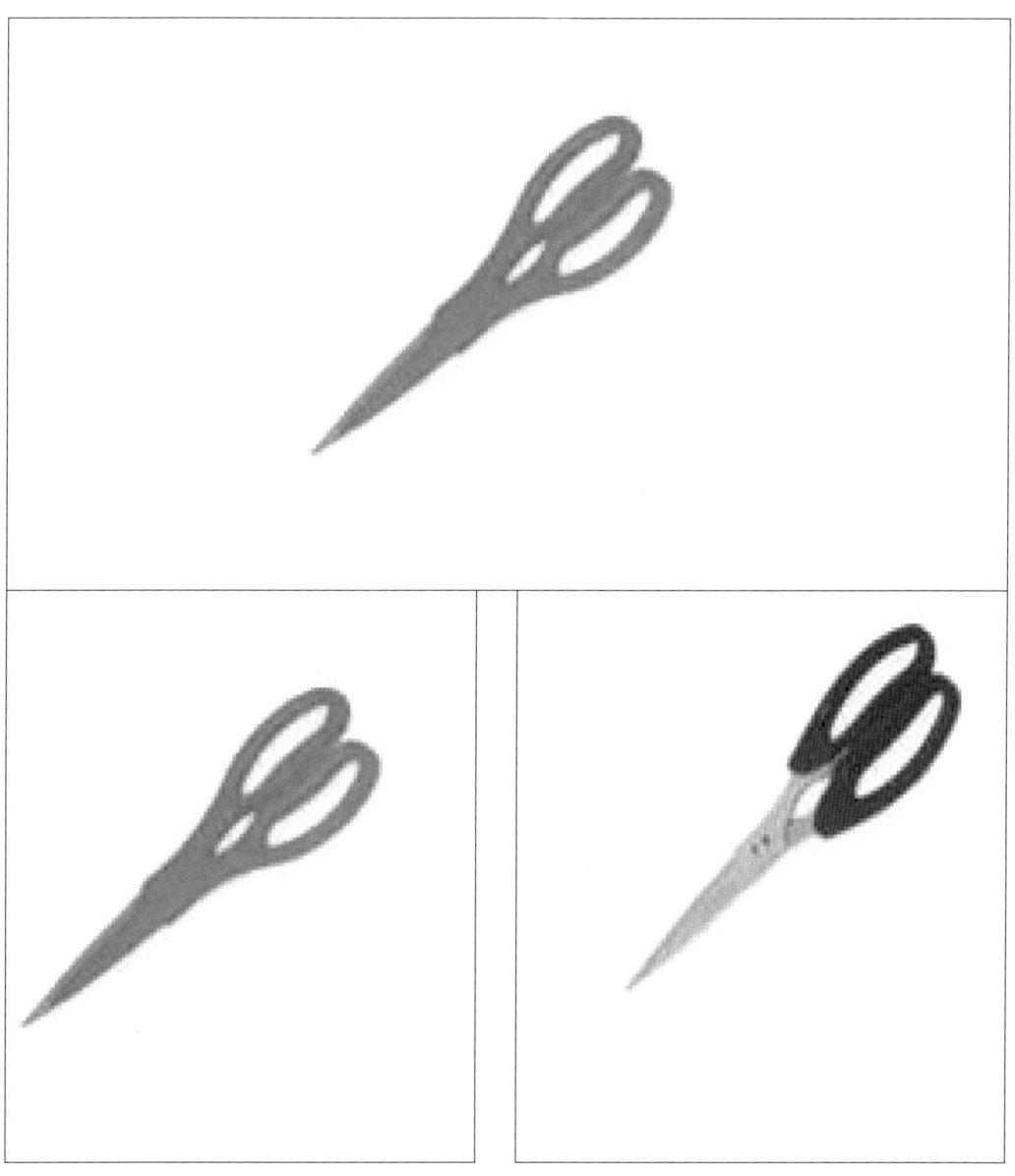

2) 빠진 그림 찾기

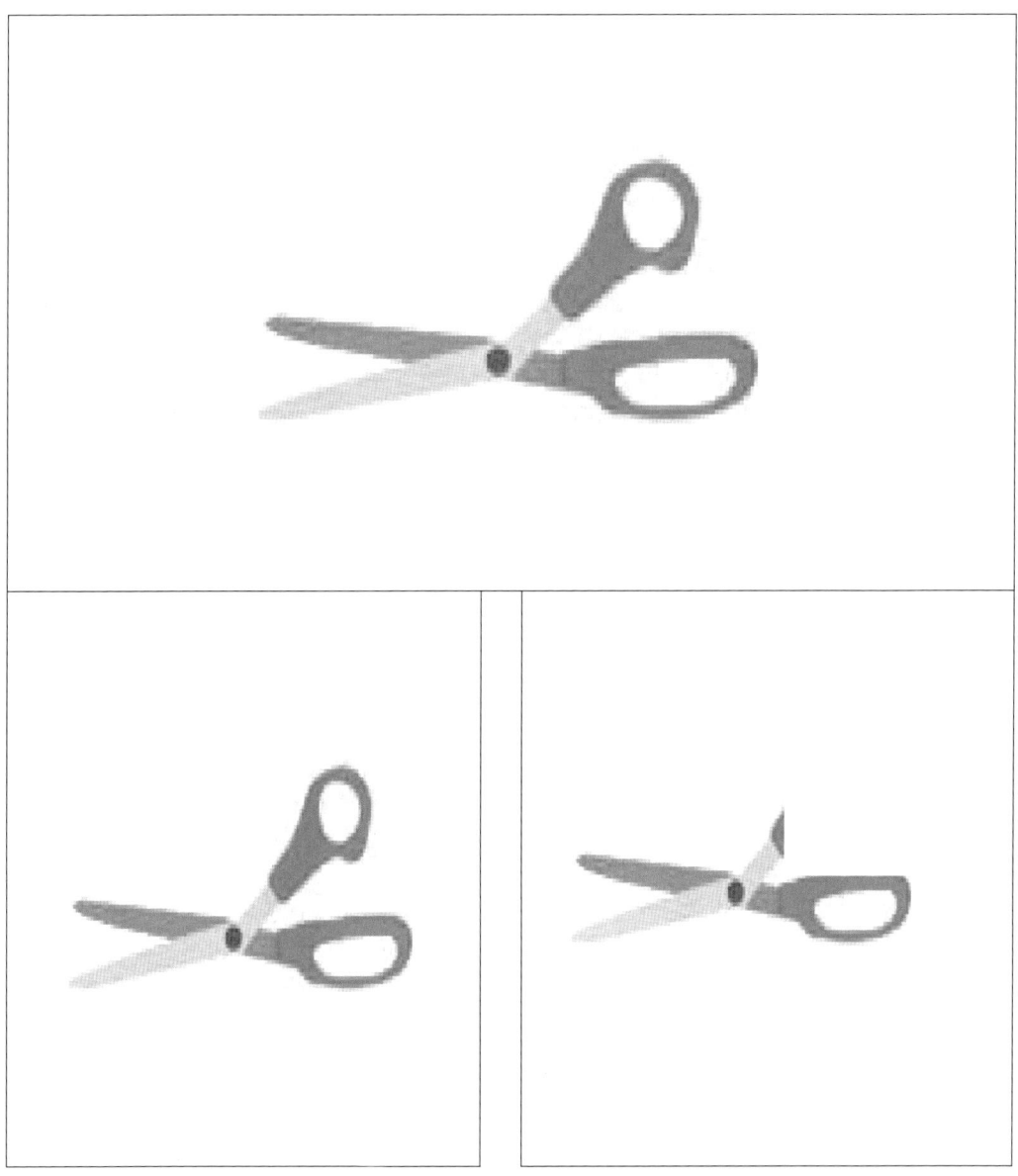

3) 같은 그림 찾기

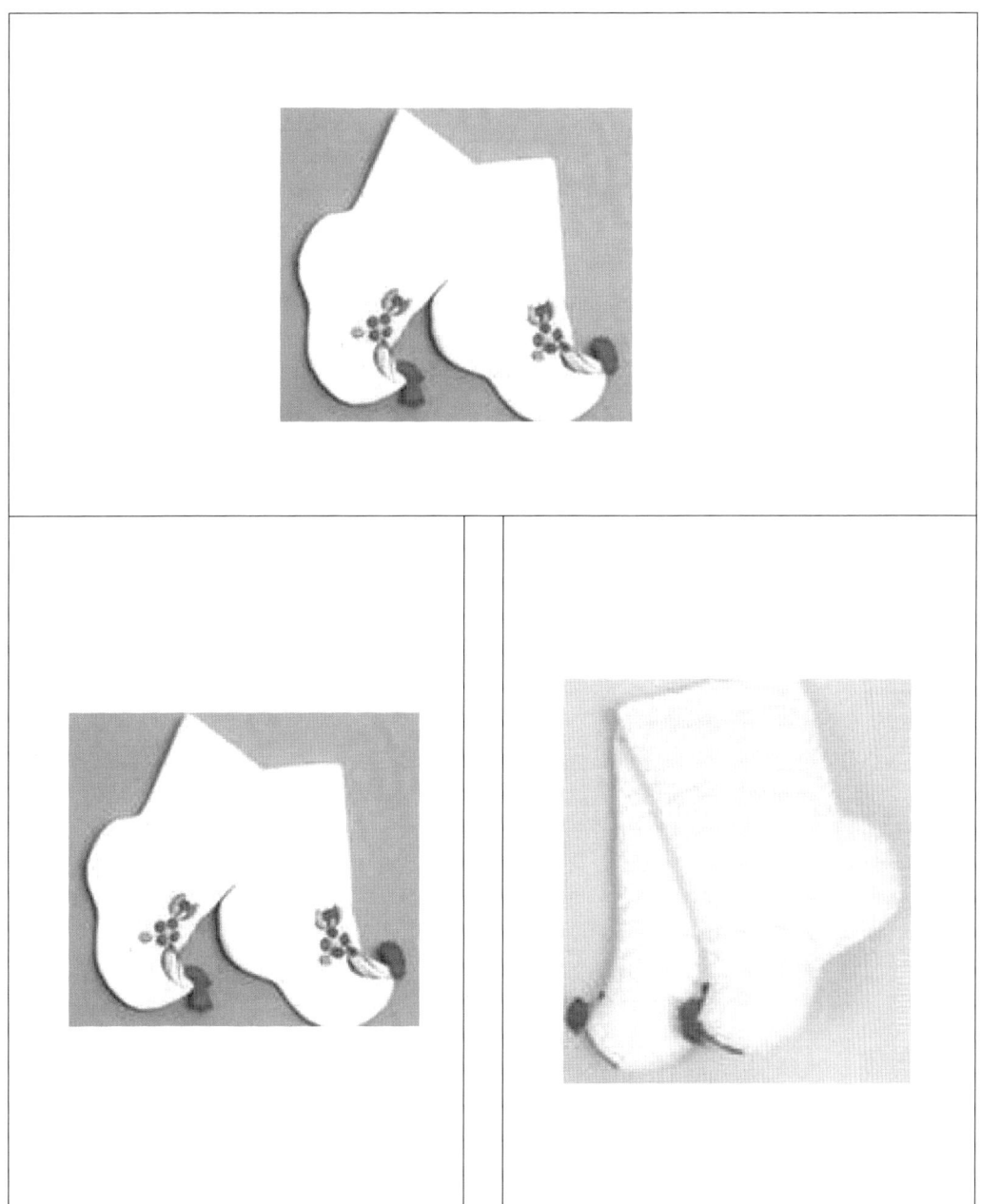

4. 조각난 그림 오려붙이기

1) 조각난 그림을 가위로 오려서 완성해보세요.

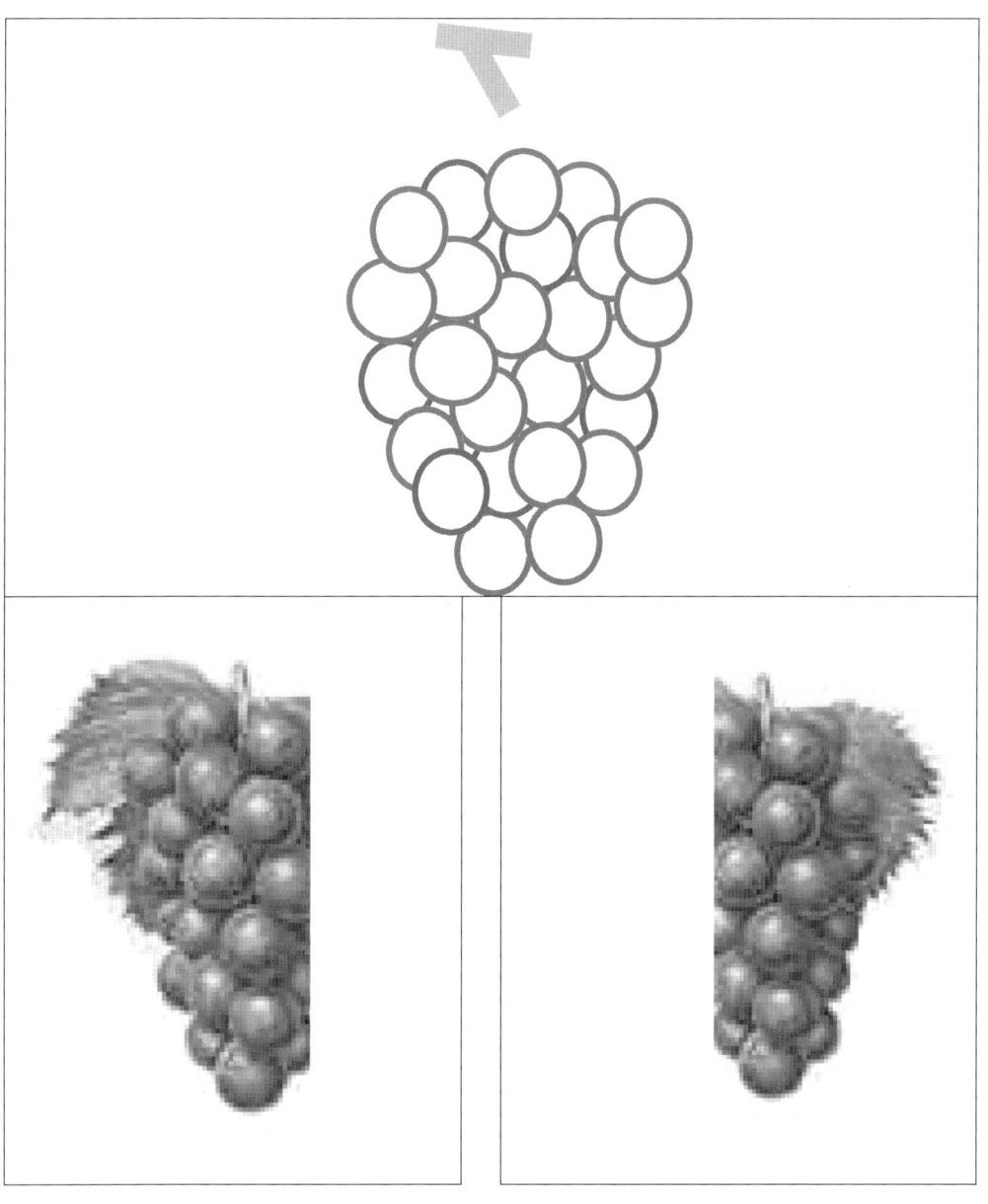

2) 조각난 그림을 가위로 오려서 완성해보세요.

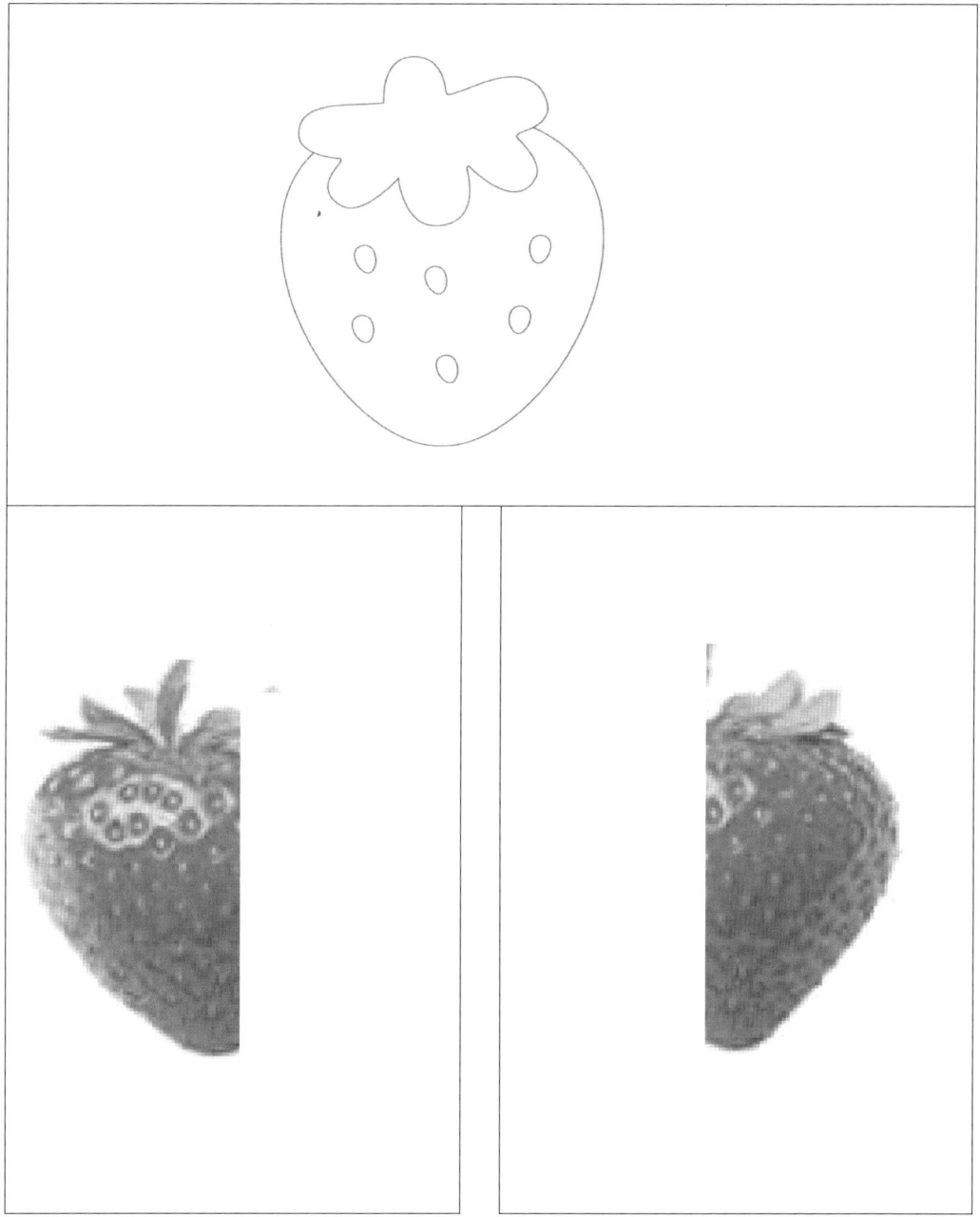

5. 손 운동

1) 손 모양을 보신 후 따라 해보세요.

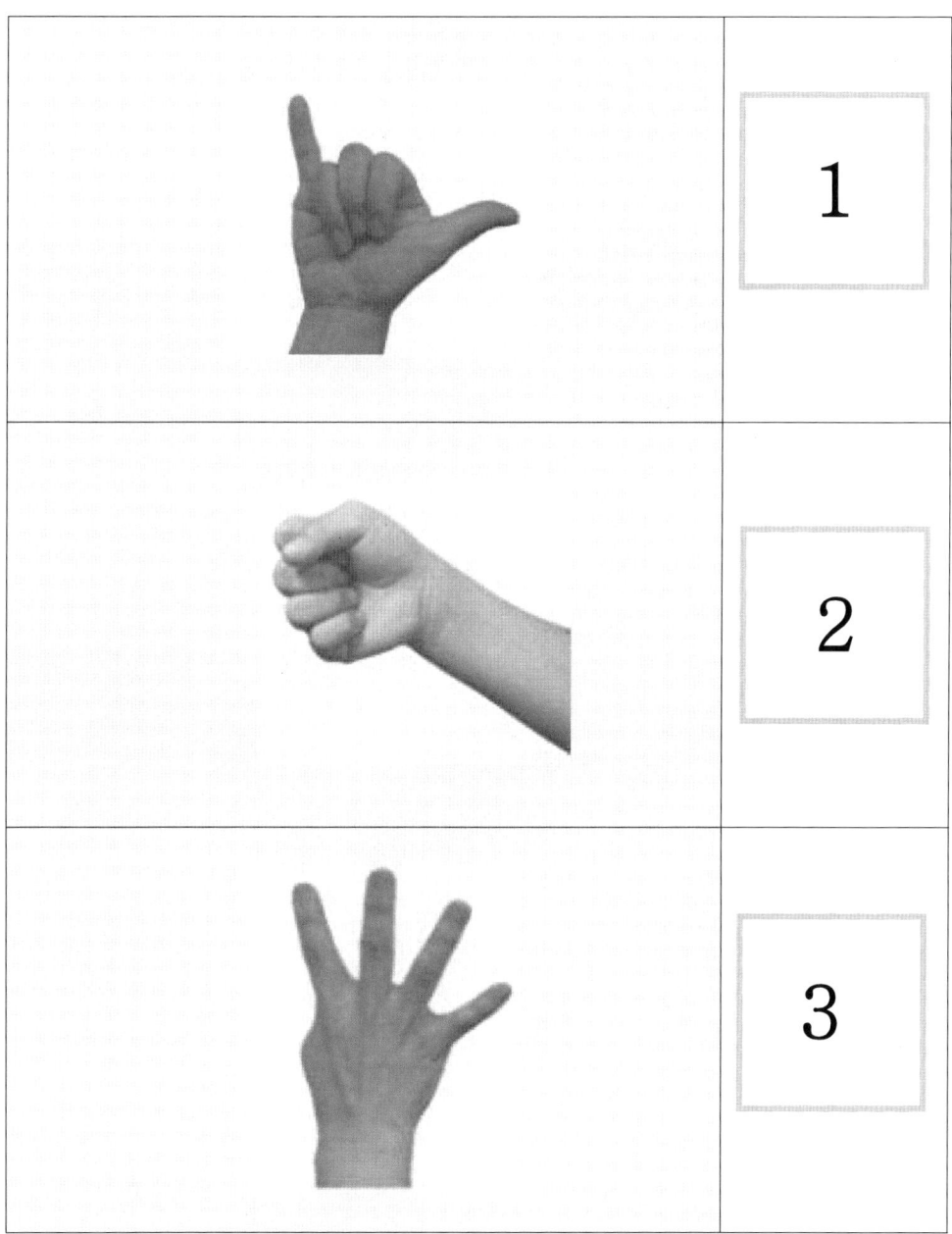

2) 손 모양을 보신 후 따라 해보세요.

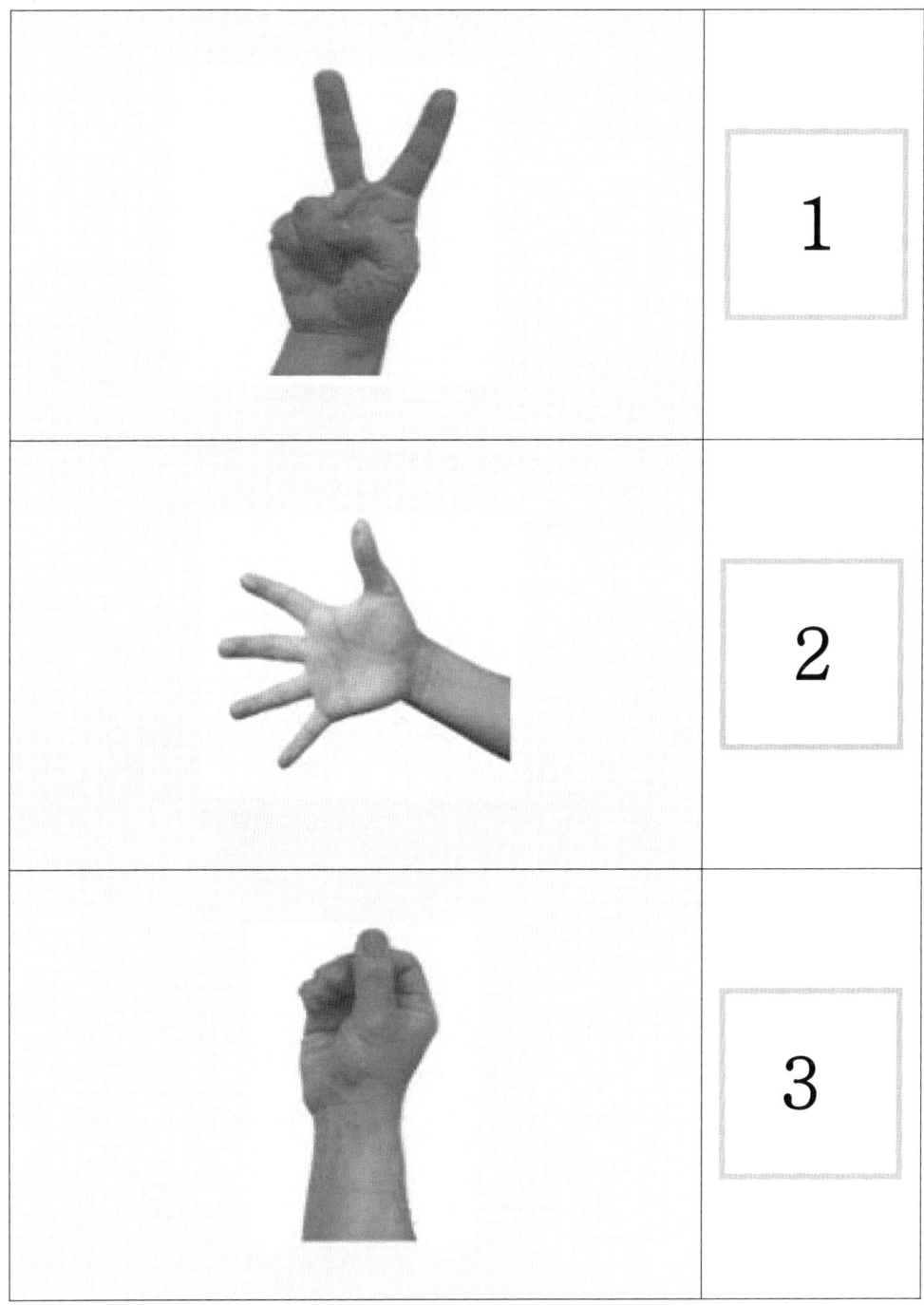

3) 손 모양을 보신 후 따라 해보세요.

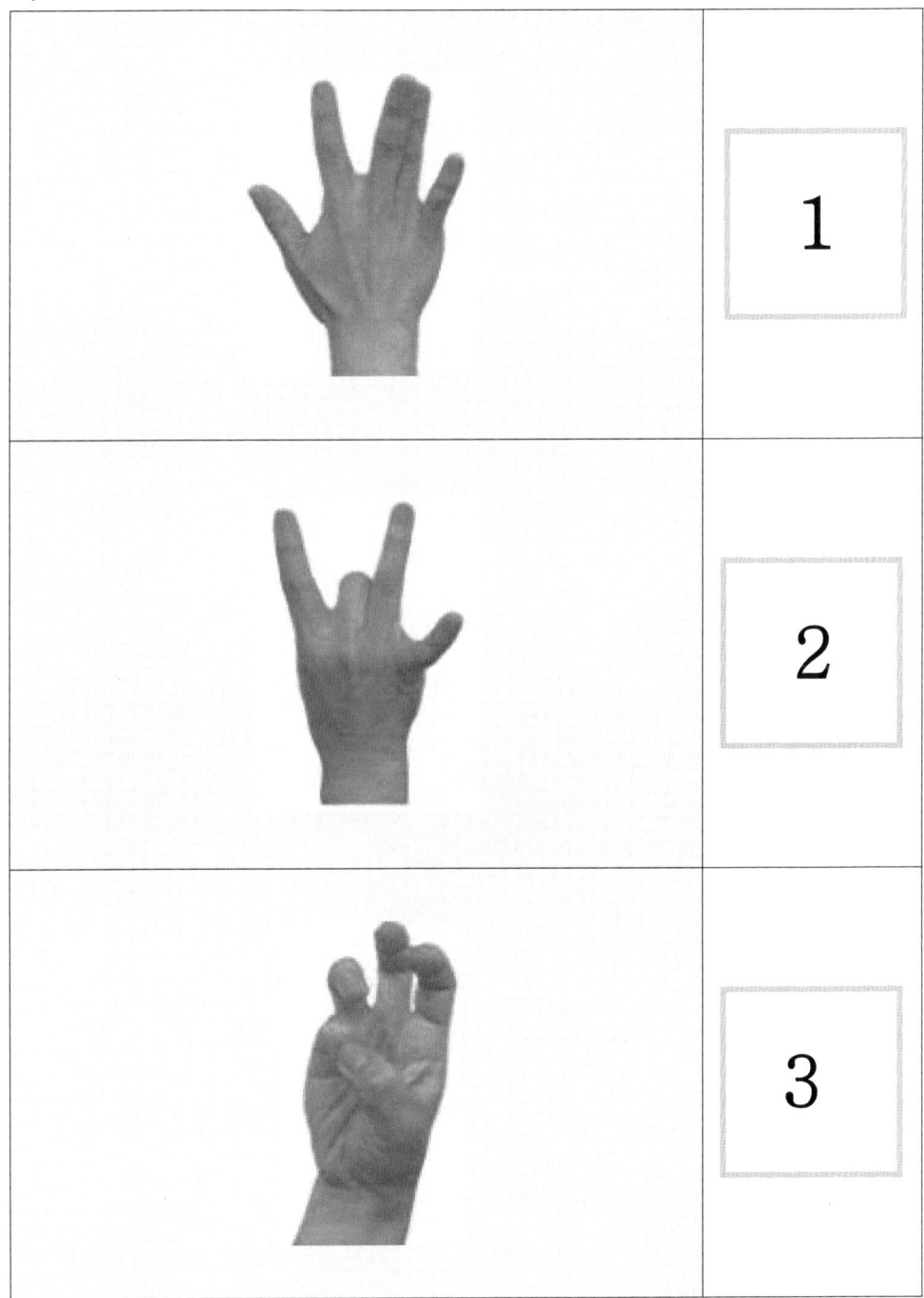

VII. 신체운동

■ 구성

1. 보고 그리기

1) 굵은 선을 정확하게 두 개로 나누어 보세요.

2. 대칭도형 그리기
 1) 사각형 도형

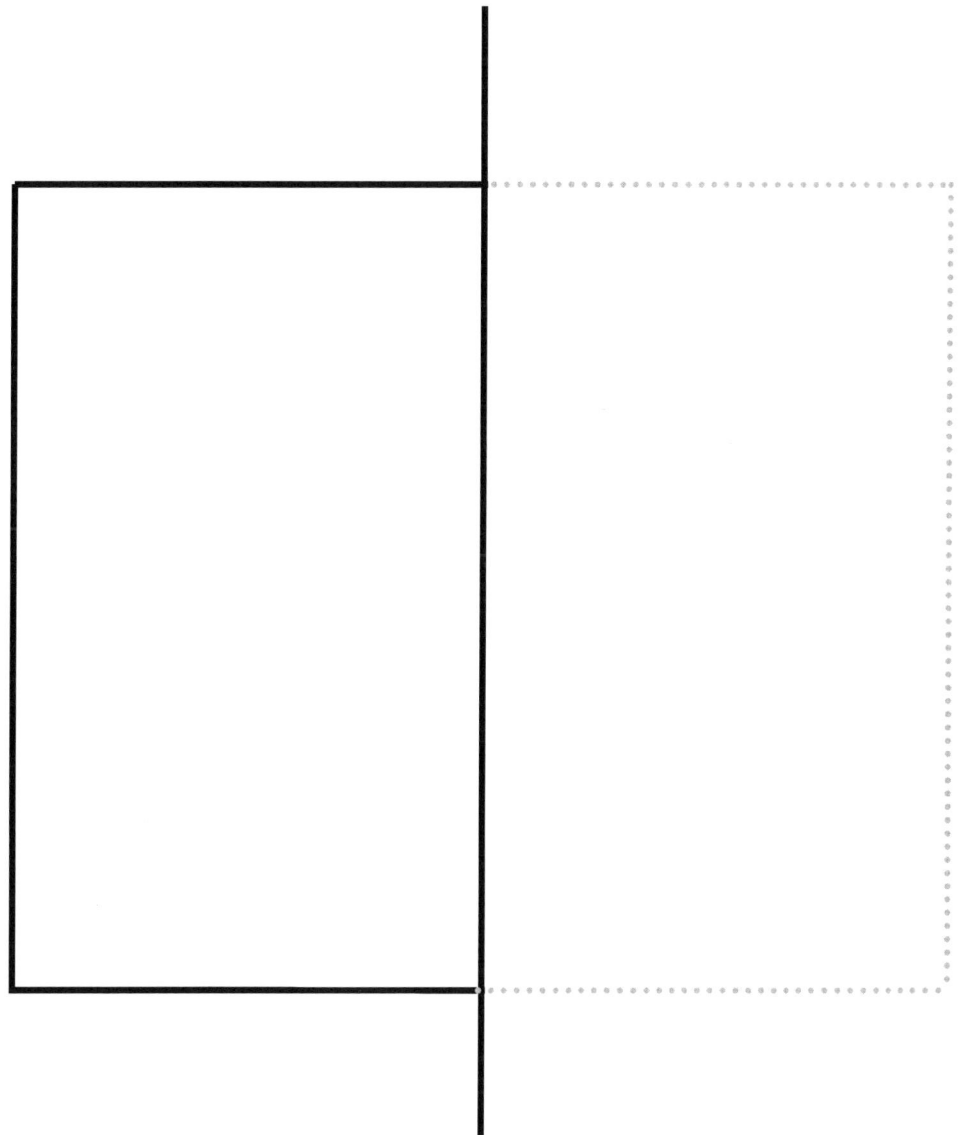

2) 삼각형 도형 그리기

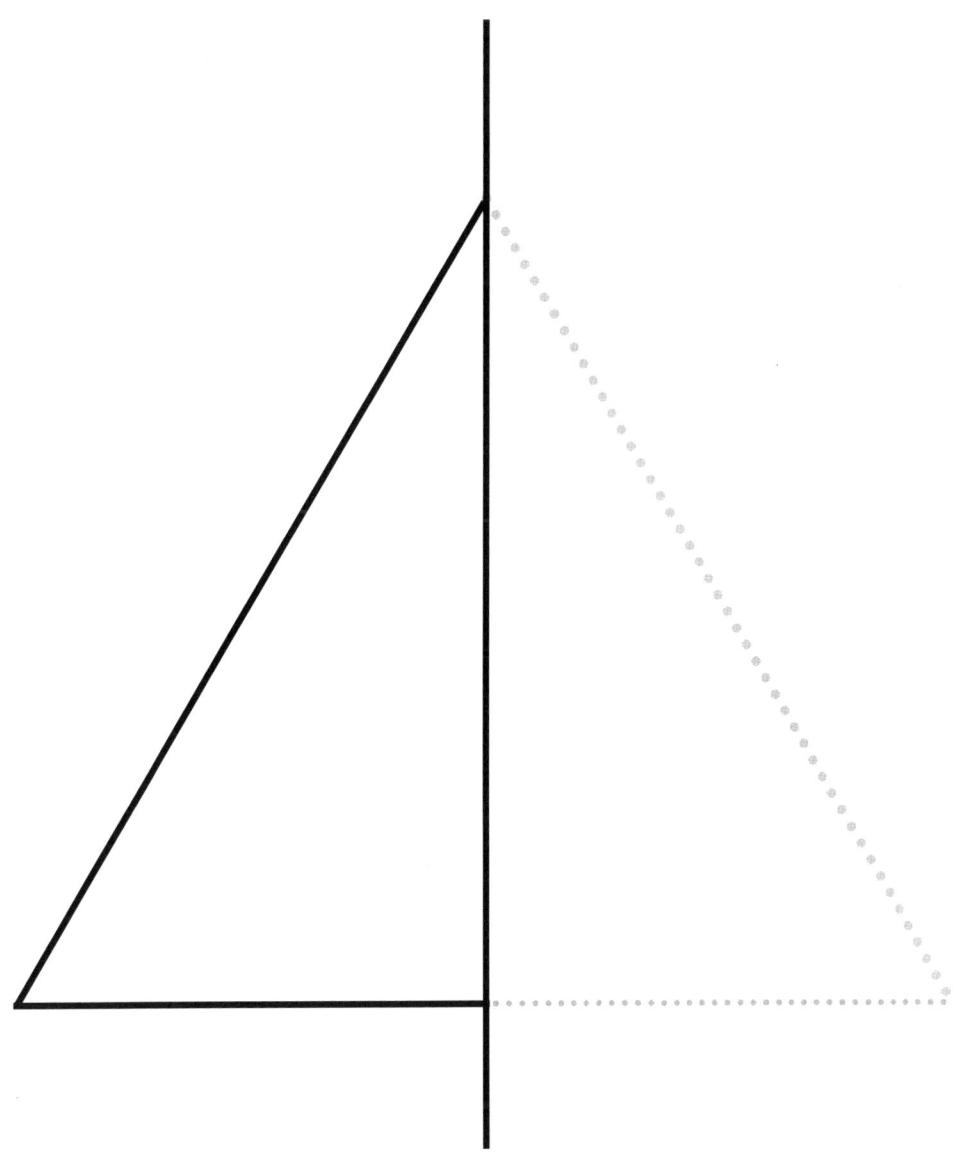

3) 하트 도형 그리기

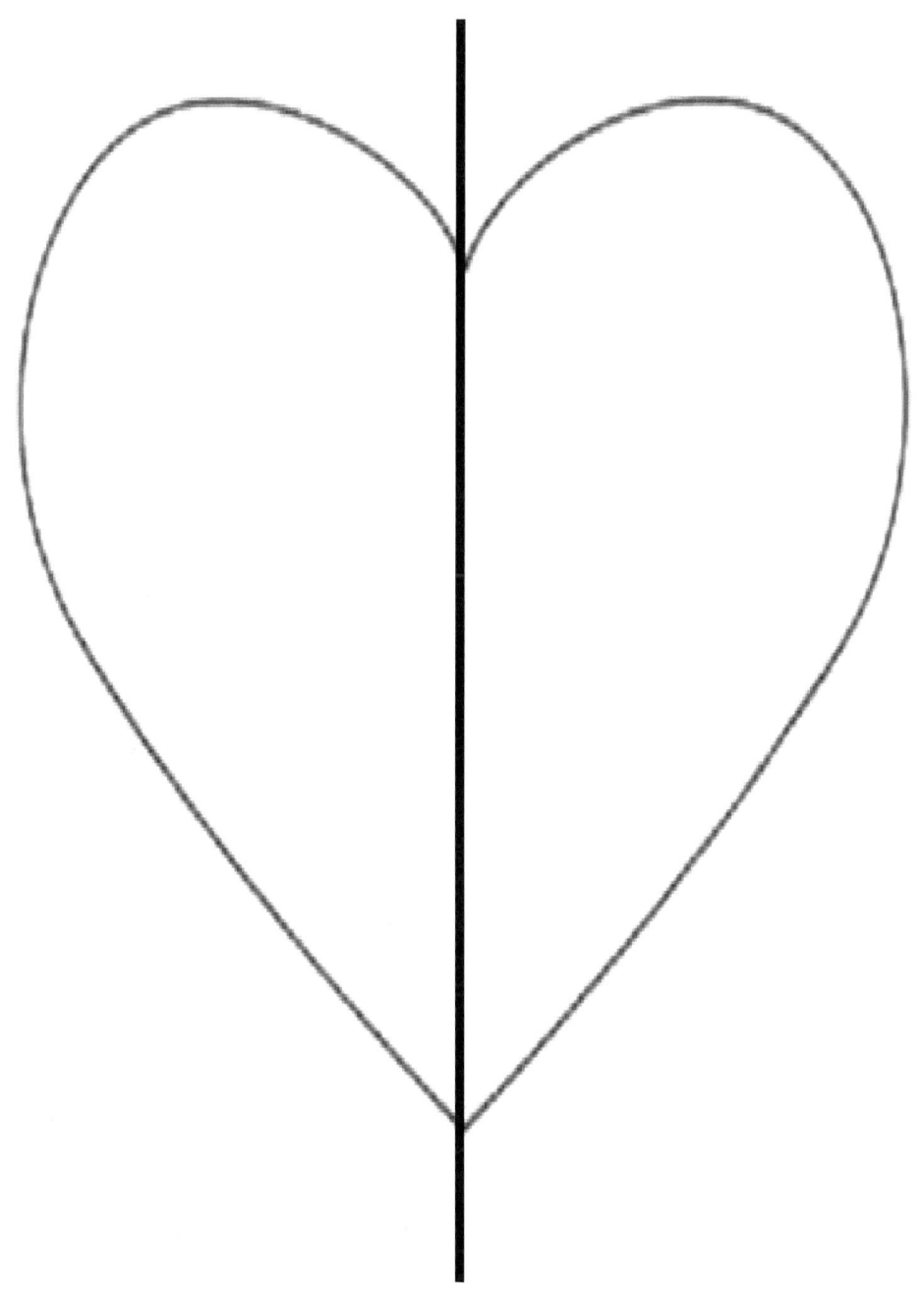

4) 원점따라 그리기

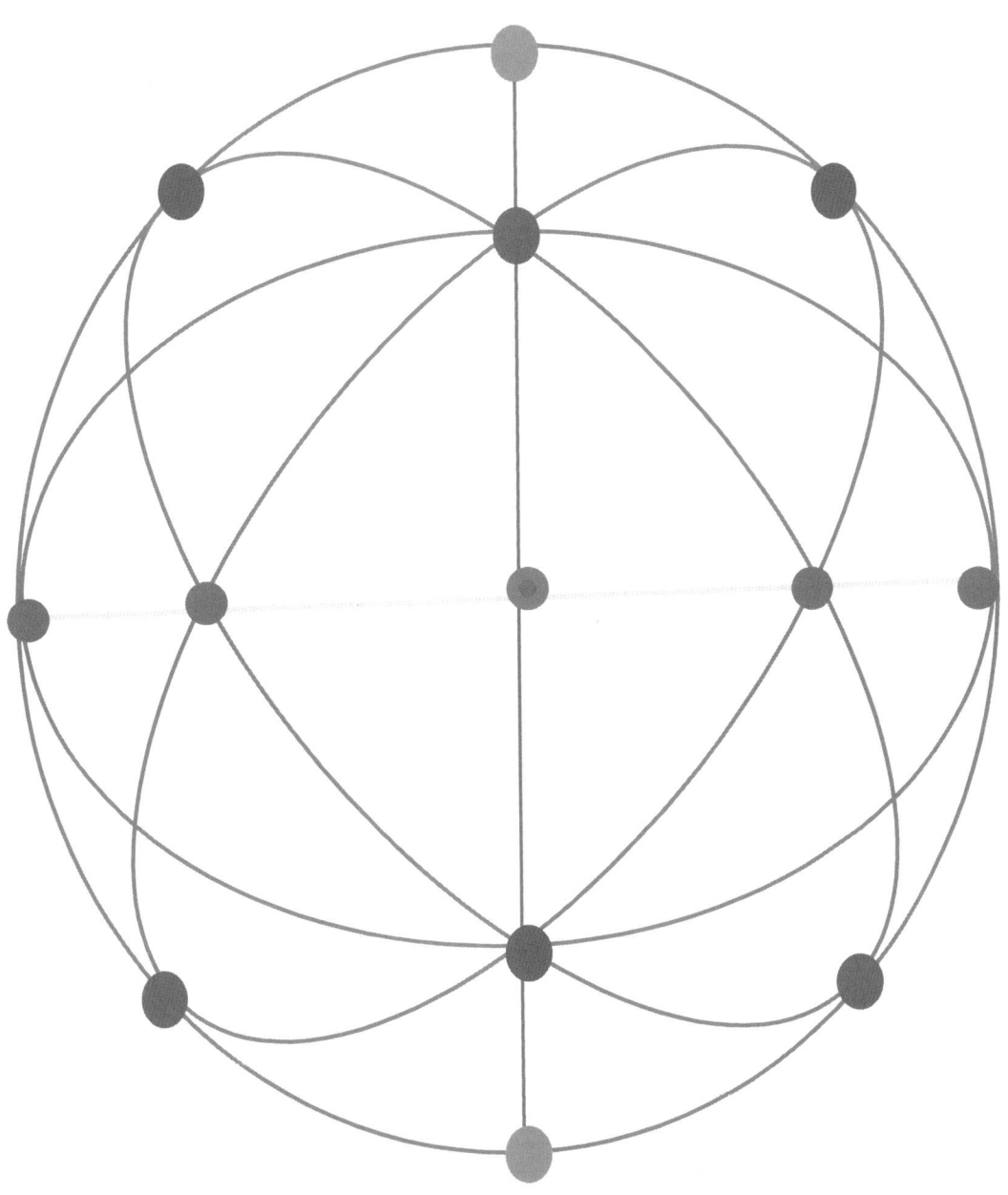

5) 오각형 도형 그리기

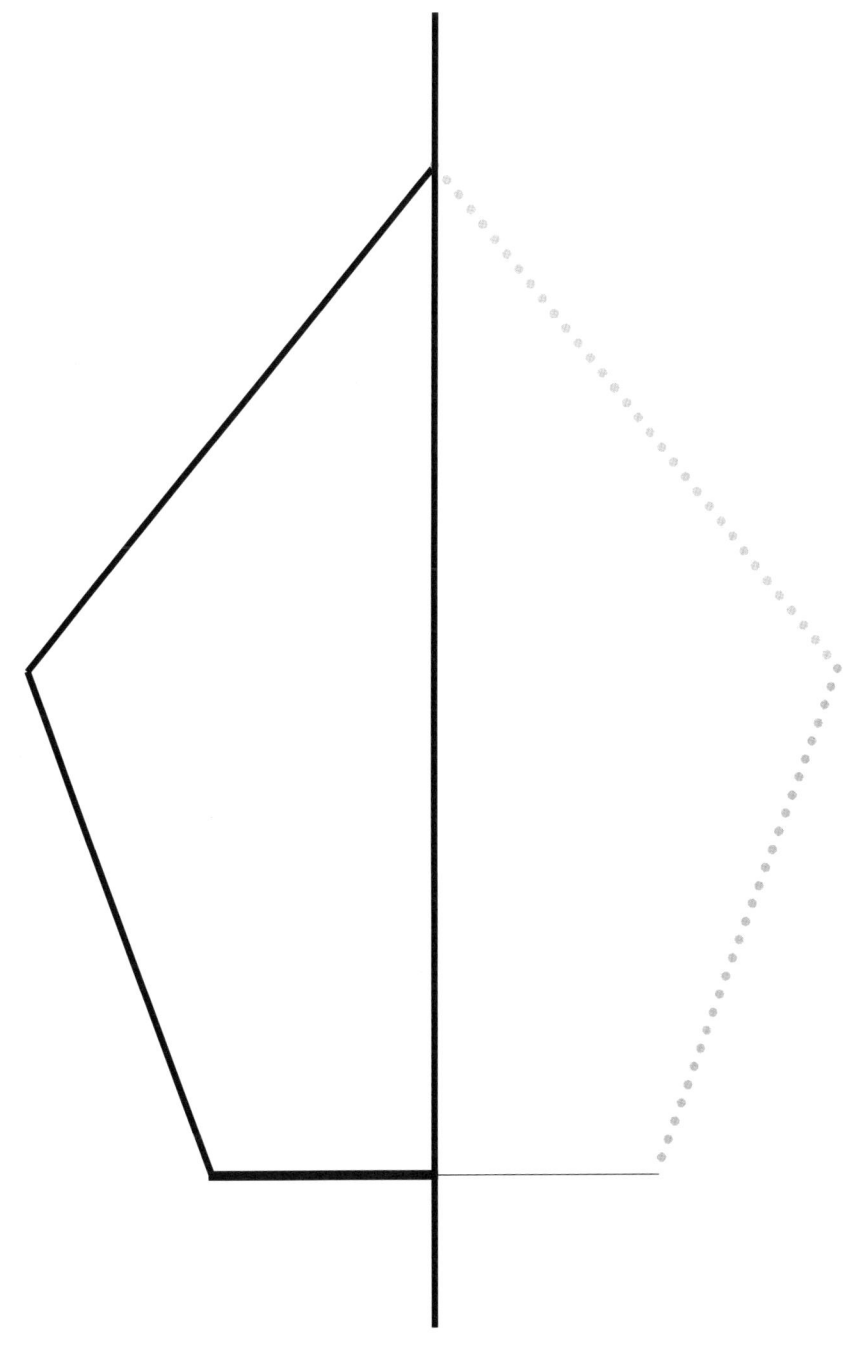

6) 육각형 도형 그리기

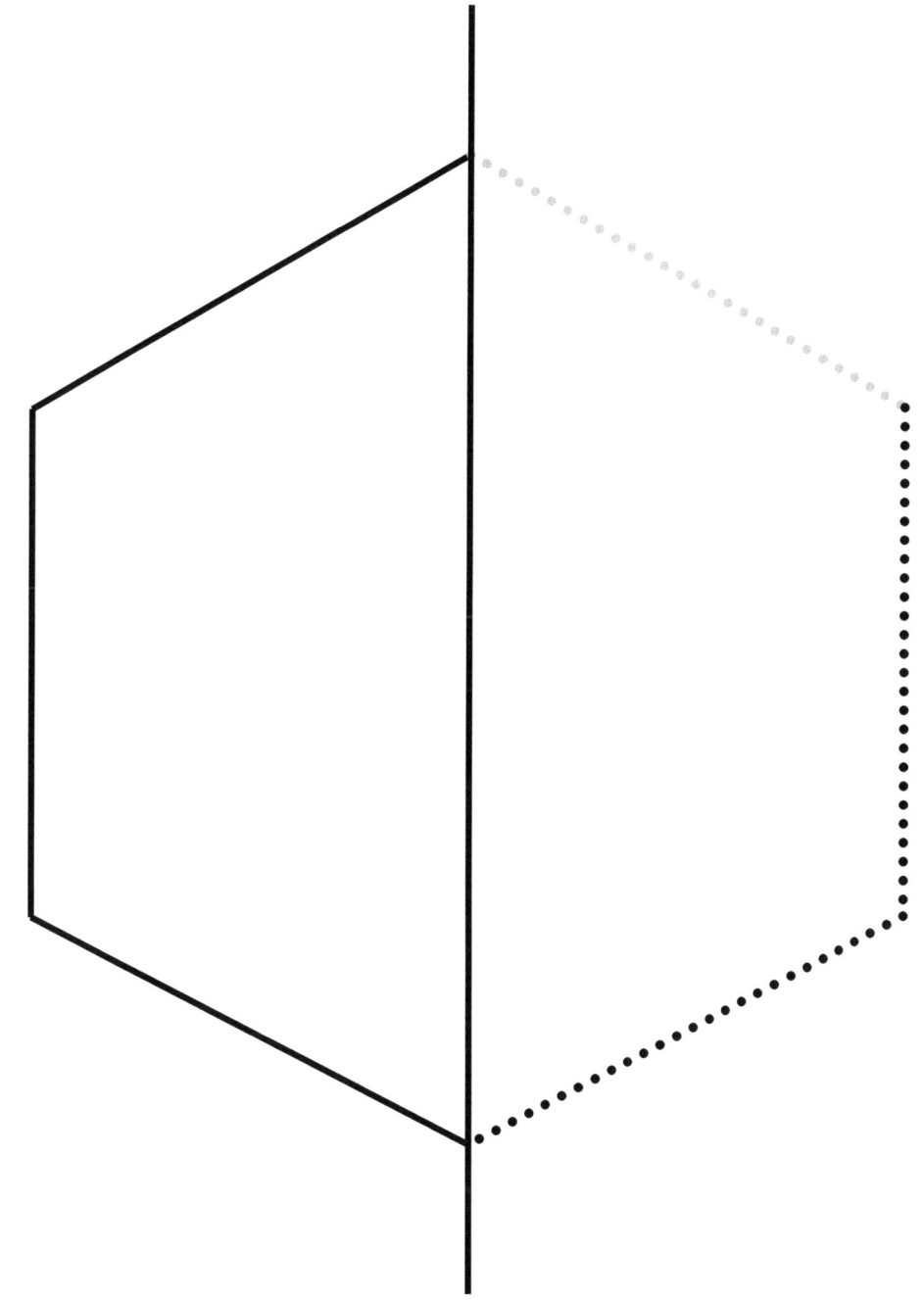

7) 별 모양 그리기

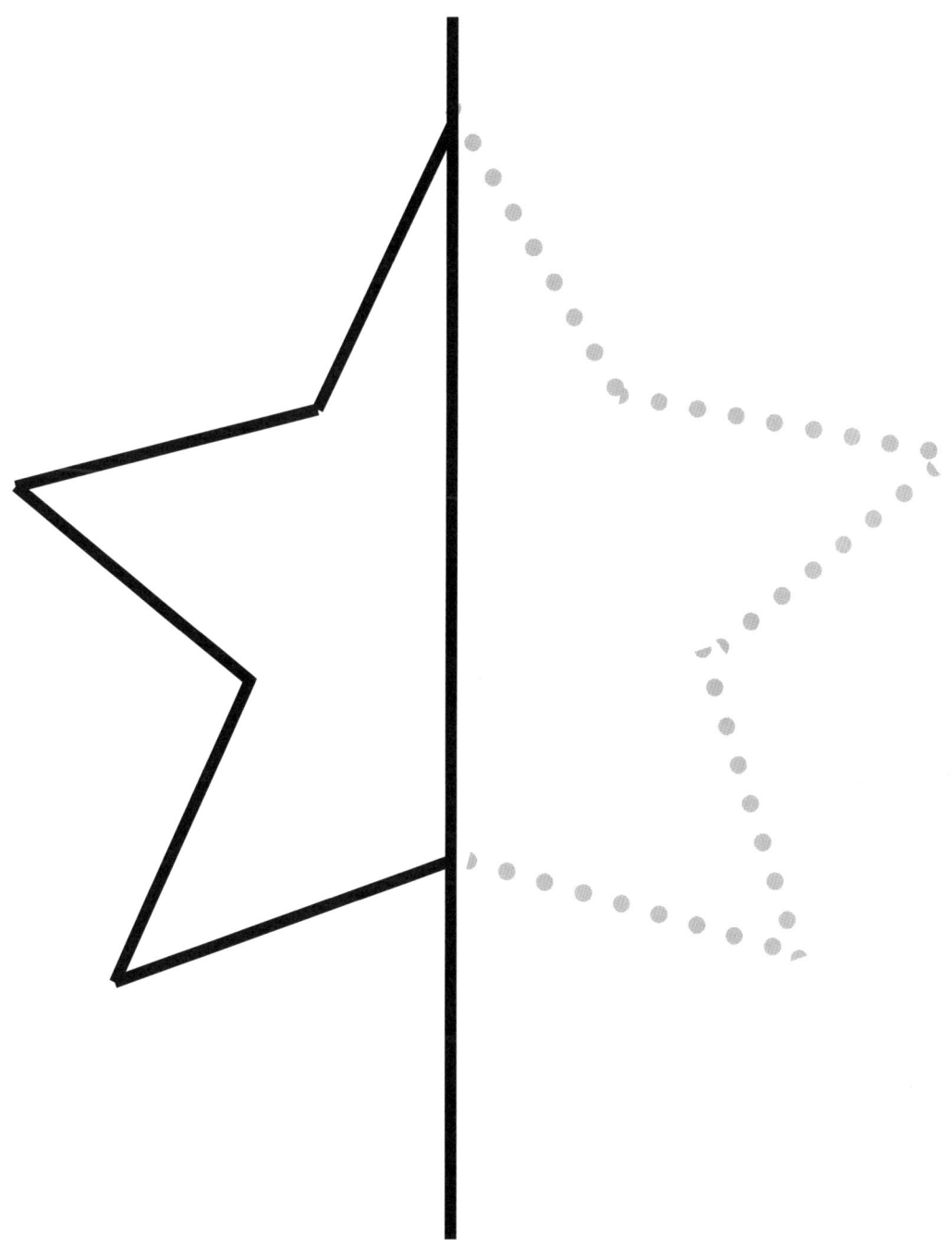

8) 같은 도형에 알 맞는 숫자를 적어보세요.

+	−	=	×
1	2	3	4

=	−	×	+
3			

=	−	×	+

3. 지시 따라 그리기
1) 점선 따라 그림을 완성 해보세요.

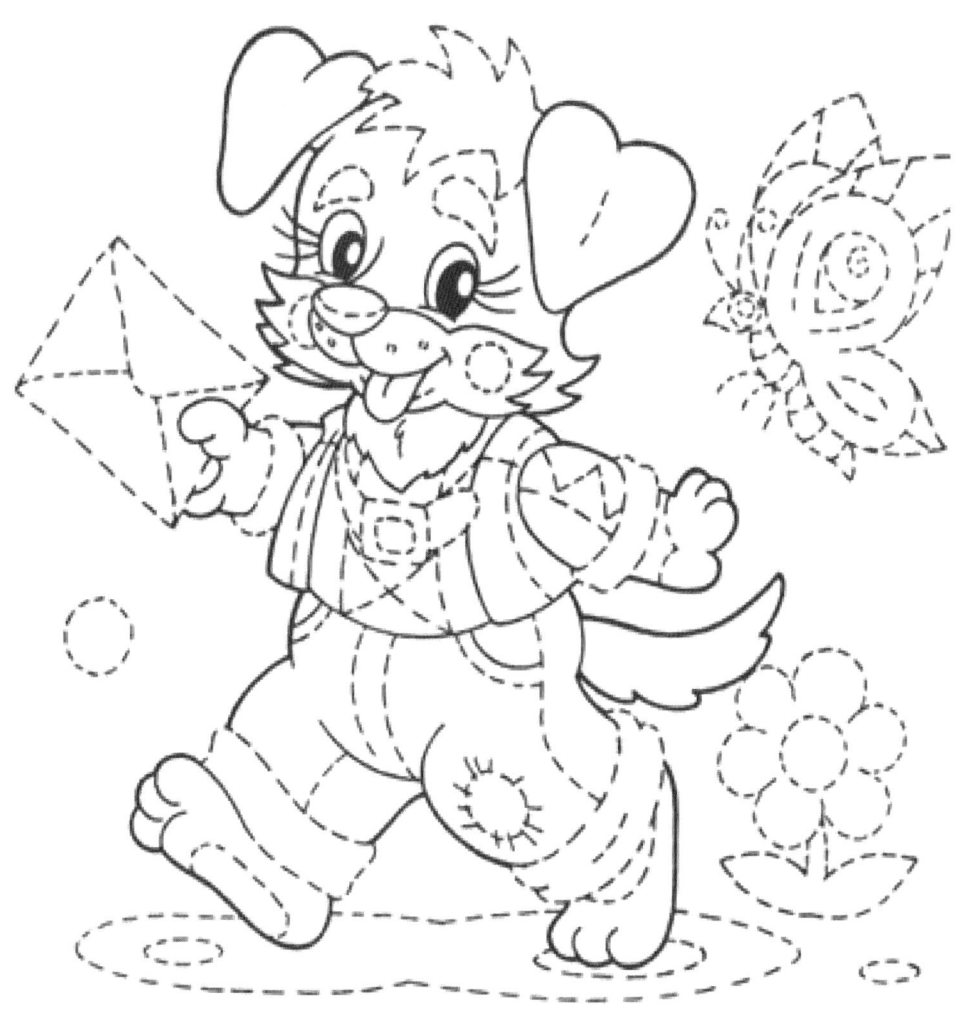

2) 점선 따라 그림을 완성 해보세요.

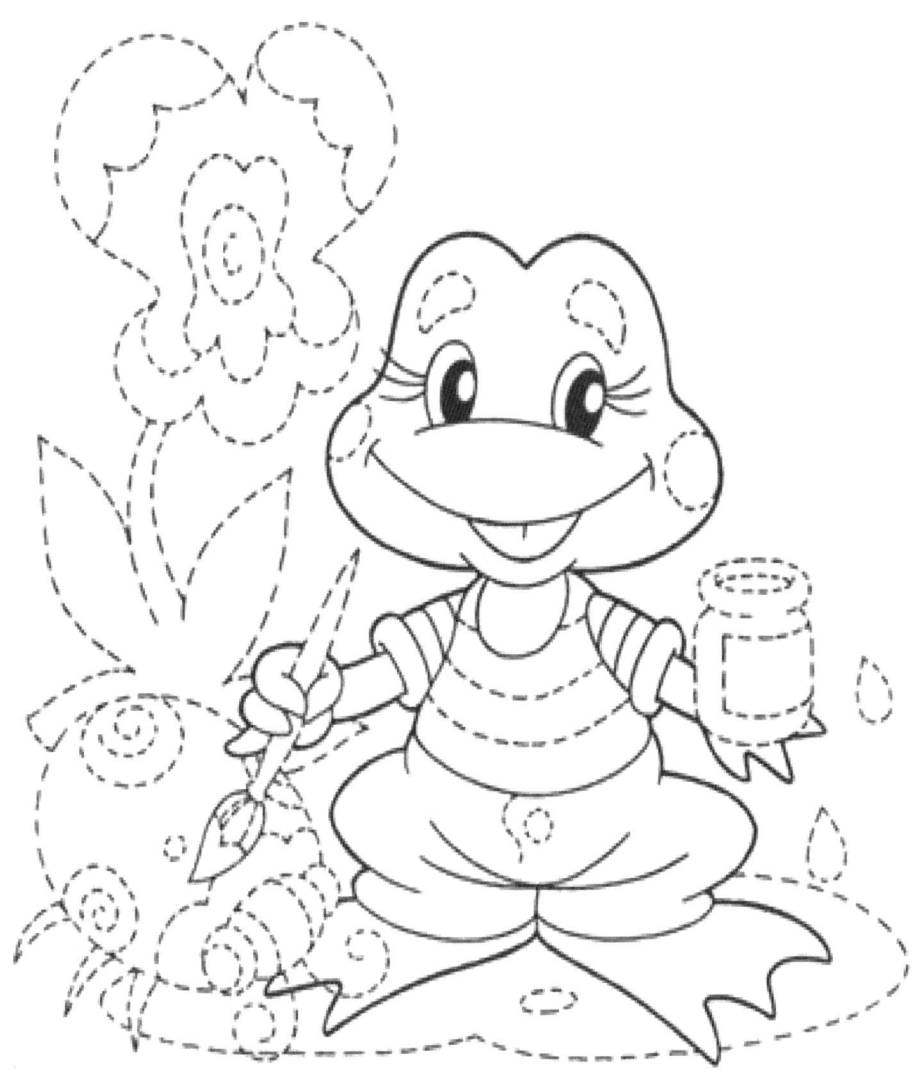

Ⅷ 음악활동
■ 전두엽 활동

1. 노래 부르기

　　1) 준비물 CD플레이어

◎ 다 같이 부르기

다	같이	돌	자	동네	한바	퀴
짝	짝	짝	짝	짝	짝	짝

◎ 감정 박자 두드리기

왼손	오른손	오른손
쿵	짝	짝

◎ 음표 만들기

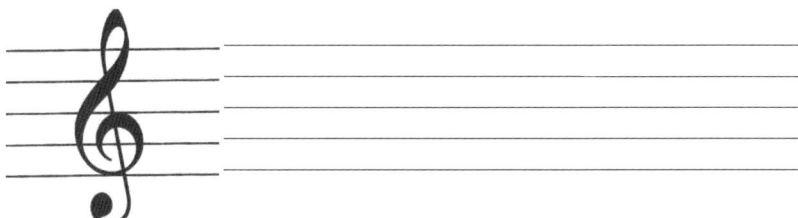

다 같이 돌자 동네 한바퀴

2. 리듬 박자 맞추기

◎ 진행자와 소절 나누어 부르기

진행자	대상자	진행자	대상자
다 같이 돌자 동네 한 바퀴	아침 일찍 일어나 동네 한 바퀴	우리보고 나팔 꽃 인사 합니다.	바둑이도 같이돌자 동네 한 바퀴

진행자
다 같이 돌자 동네 한 바퀴
도 도레 미도 레레 시 시도

대상자
아침 일찍 일어나 동네한바퀴
미미 미파 솔솔미 파파레레미

진행자
우리 보고 나팔꽃 인사합니다.
솔솔 솔솔 솔라솔 파파솔파미

대상자
우리도 인사 하며 동네한바퀴
미미미 미미 파미 레레미레도

진행자 ,대상자 모두 다 같이
바둑이도 같이 돌자 동네한바퀴
도도도도 도도 도도 솔솔솔솔도

3. 신체활동(체조하기)
1) 그림을 보면서 따라해 보세요.

(1) 숨쉬기	(2) 어깨 스트레칭
하나 둘, 셋	
(3) 다리운동	(4) 손발 털기
(5) 팔운동	(6) 목 스트레칭

2) 신체 활동 체조하기

(1) 숨쉬기	(2) 어깨 스트레칭
(3) 다리운동	(4) 손발 털기
(5) 팔운동	(6) 목 스트레칭

4. 소리인지 활동

1) 아래 그림을 보고 어떤 소리가 나는지 소리 내어 보세요.

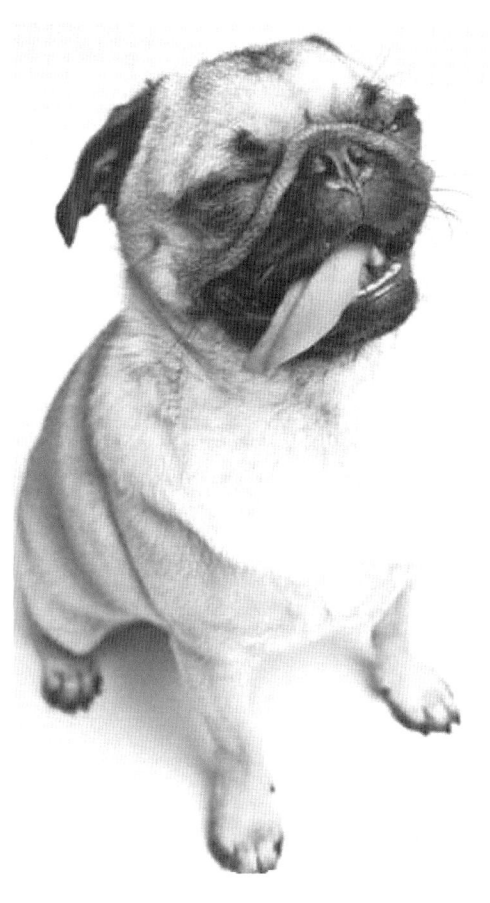
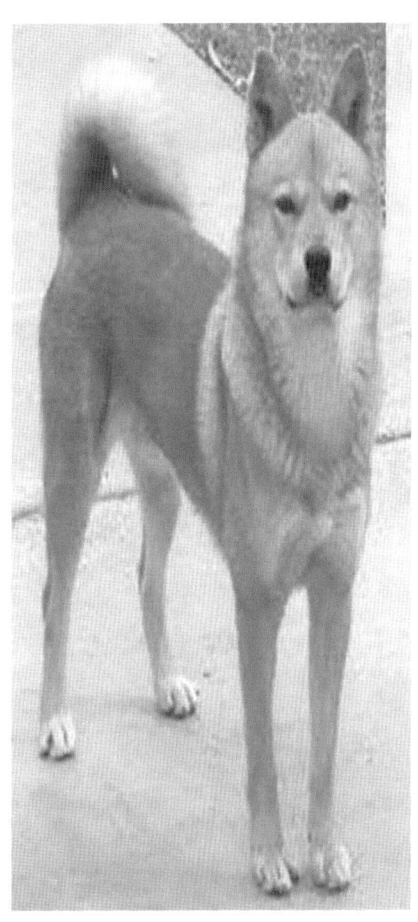

2) 다음의 동물 소리를 내어보세요.

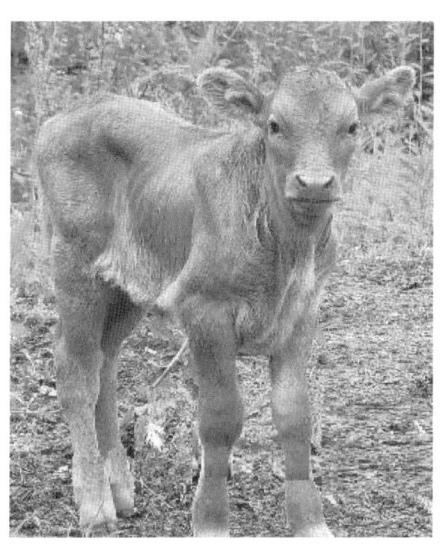
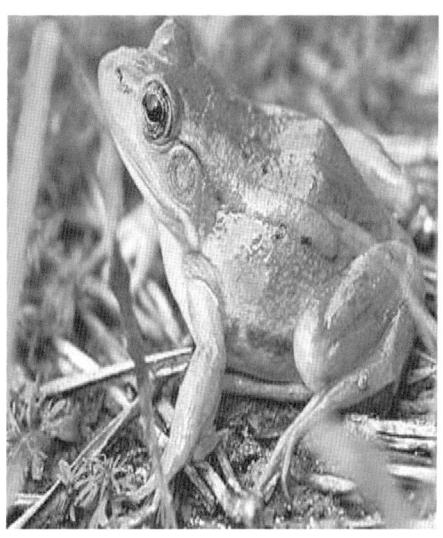
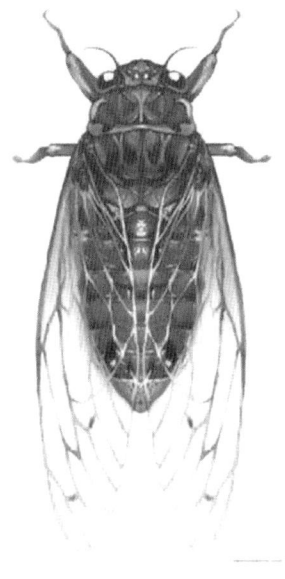
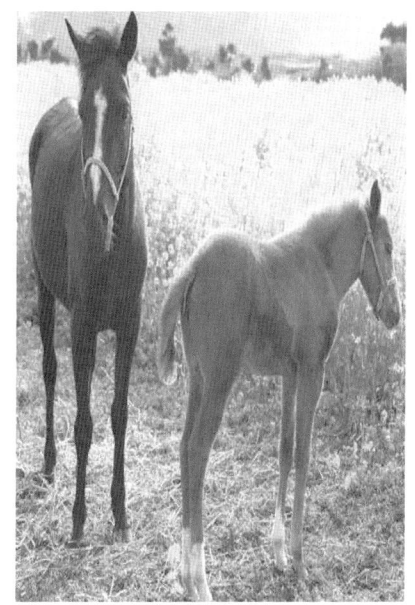

인지훈련 워크북

5. 인지카드
1) 전기밥솥

(1) 다음은 물건한번 본 후 물건 이름을 이야기해 보세요.

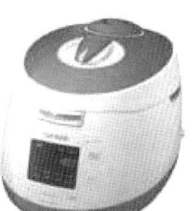

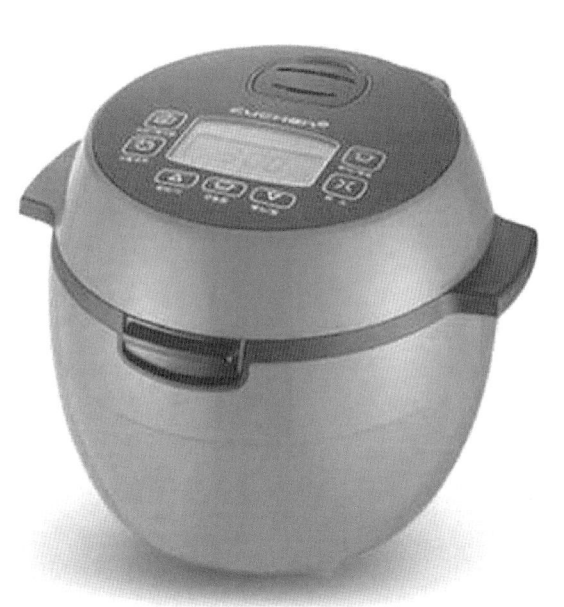

① 이 그림은 이름은 무엇입니까?

② 이 그림은 무엇을 하는 물건일까요?

2) 냉장고

(1) 다음은 물건한번 본 후 물건 이름을 이야기해 보세요.

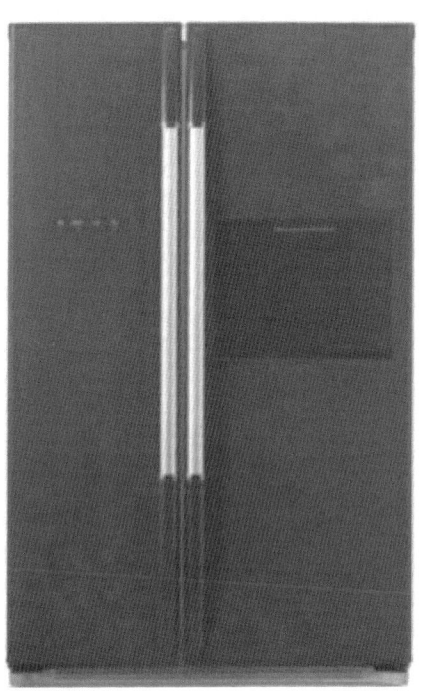

① 이 그림은 이름은 무엇입니까?

② 이 그림은 무엇을 하는 물건일까요?

인지훈련 워크북

3) 까스랜지

(1) 다음은 물건한번 본 후 물건 이름을 이야기해 보세요.

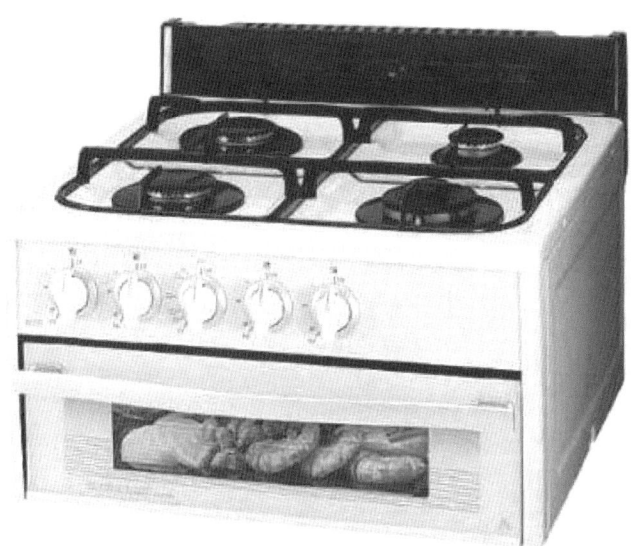

① 이 그림은 이름은 무엇입니까?

② 이 그림은 무엇을 하는 물건일까요?

XII. 부록

1. 치매 환자의 문제행동과 대처 방안
 1) 재해반응
 2) 망각과 환각 다루기
 3) 편집증
 4) 수다와 반복적인 행동
 5) 안절부절 못하기
 6) 자해하기
 7) 물건 숨기고 쌓아두기
 8) 부적절한 성적 행위
 9) 이식과 거식
 10) 수면 장애

1) 재해반응

(1) 재해 반응이란

　① 난폭한 행동 양상의 4가지 특성

　　ⓐ 난폭한 행동이 자주 일어나지 않는다.
　　ⓑ 보통 빨리 끝난다.
　　ⓒ 끝내고 싶어 하고 보통은 싸우지 않고 포기하게 된다.
　　ⓓ 질병의 초기에 나타나서 수개월 내에 사라진다.

(2) 공격적인 행동이 유발되기 쉬운 상황

　① 방광 팽만, 억제대로 인한 불편함이나 통증, 갈증 시
　② 일상적인 활동을 더 이상 잘 해낼 수 없을 때 실망하고 좌절감을 느낄 때
　③ 타인에게 의존하게 되어 사생활 침해의 위협을 느낄 때
　④ 사소한 일상 활동으로 인하여 비난 받는다고 느낄 때
　⑤ 한경에 변화나 주위에 사람이 많거나 소음이 심해 당황하게 될 때
　⑥ 익숙한 장소나 사람을 더 이상 인식하지 못하여 불안하고 두려움을 느낄 때
　⑦ 갑작스러운 소음, 날카로운 소리, 뒤에서 소리 없어 갑자기 다가오거나 갑자기 나타나는 경우 놀라서 공격적이 됨

(3) 대처방법

　① 자신을 보호하고 방어
　② 조용한 환경 유지

③ 안심시키면서 대화
④ 요구사항을 단순하게
⑤ 난폭한 치매노인을 산만하게 분위기변화 시도
⑥ 신체적 부드러움을 시도
⑦ 모든 신체 언어를 비 위협적으로 유지
⑧ 난폭행동 무시
⑨ 불필요한 신체적 구속을 피함
⑩ 전문가의 도움을 요청

2) 망상과 환각 다루기

(1) 망상

① 망상 Delusion 妄想: 현실을 기초로 하지 않고, 객관적인 근거와 직면 할 때조차도 고집스럽게 유지되는 고정된 사고 말하자면 사고(思考)의 이상 현상이라고 할 수 있다. 사고는 사로(思路) 즉, 사고형식 및 그 내용으로 일단은 구별할 수 있으며, 망상은 이 사고내용의 이상을 말한다.

(2) 환각

① 환각 Hallucination, 幻覺 : 거짓된 감각의 지각이다.

눈이나 귀, 코나 피부 등에 지각되는 실체적 대상이 존재하지 않는 심적 현상 일반. 환각은 지각되는 감각에 따라 환시, 환청, 환후, 환미, 체감환각 등으로 분류한다. 정신분열병 등에 나타나는 경우가 많지만, 사지를 절단한 후 상실된 사지에 동통을 느끼는 등 정신장애 이외의 요소에서도 나타날 때가 있다. 청각성 환청은 정신분열증,

약물성 정신병, 알코올성 정신병 등에서 나타나는 것 외에 전간발작 때에 음악 등이 들리기도 한다고 한다.
시각 성 환각인 환시는 외인 성 정신장애에 잘 나타나며, 의식 수준이 떨어졌을 때에 보이는 경우가 많다. 입면환각도 그중 하나이다. 편두통을 동반한 섬광이나 기하학적 모양이 보일 경우도 있다. 환각은 피부나 점막에 일어나는 촉각 성 환각으로, 체감환각이라고도 하며 단순한 지각과민과는 다르다. 정신분열병에서는 이 환각이 망상으로 이어져서 어디서 전파가 보내져 오고 있다고 전파체험을 호소하거나 성기를 꼬집는다는 피해 적 호소를 하는 경우도 있다.

(3) 치매의 말기 단계에서 보이는 특징
망상과 환각이 나타나게 되면 요양보호사와 치매노인 모두에게 실망스럽고, 지남력을 잃게 한다.

(4) 대처방법
① 논쟁하지 않는다.
② 거짓으로 동의하지 않는다.
③ 망상 또는 환각증상 무시
④ 지지적인 태도로
⑤ 전문가의 도움
⑥ 현실 감각을 갖도록

3) 편집증
(1) 증상 : 기억력 상실 , 불만감, 자아존중 등을 방어하려고 하는 시도에 의해 나타남

(2) 대처 방법
① 논쟁 말고, 비난당해도 방어하지 않는다.
② 순전히 논리학적인 수준에서 문제 처리
③ 여러 집단의 사람들로부터 멀리한다.
④ 편집증을 이해하라.
⑤ 활동할 때 충분히 설명
⑥ 가볍게 무시, 간략히 설명, 화제전환, 물건을 찾기
⑦ 전문가의 도움

(3) 물건을 잃어버리고 의심할 때에는
① 어디에 두었는지 상기시킴
② 잃어버린 물건을 찾거나, 찾는 것을 도와줌
③ 물건을 잃어버렸거나 숨긴 것을 책망하지 말 것
④ 지갑이나 열쇠, 안경 같이 흔히 잃어버리는 물건은 여분 준비
⑤ 귀중품을 안전하게 보관하고 위치 상기
⑥ 가장 숨기기 좋아하는 장소를 알아둠
⑦ 어두운 곳은 환시를 유발하므로 조명을 밝게

4) 수다와 반복적인 행동

(1) 치매 후기단계

부조리하게 지껄이거나 같은 단어나 행동을 연속적으로 여러 번 반복

(2) 대처 방법
  ① 주의 환기
  ② 반복행동을 억지로 교정하려고 하지 않는다.

5) 안절부절 못하기와 방황하기(배회)

(1) 문제행동에 대한 수발

  ① 배회 노인의 수발
   ⓐ 방황: 매우 과민해져서 안절부절 못하거나 강박적인 행동
   ⓑ 일몰 증후군: 낮에는 유순하지만 밤에는 난폭해져

(2) 대처 방법
  ① 활기찬 활동으로 바쁘게 유지하라.
  ② 신체적 욕구 처리하라.
  ③ 환경을 방해하는 광경이나 소음이 없게 하라.
  ④ 다른 가족원이 가까이 있음을 알게 하라.
  ⑤ 과로하지 않도록 하라.
  ⑥ 문제행동을 감소시키기 위한 단순한 암시를 사용
  ⑦ 문제행동의 원인이 될 수 있는 단서를 피하라
  ⑧ 논쟁을 피하고 정서적 욕구를 지지
  ⑨ 오락 활동 실시
  ⑩ 신분증을 부착

(3) 배회자와의 의사소통기술
  ① 여기가 어디 인지, 왜 여기 있는지 설명하여 안심시켜 줌
  ② 차분하고 보통의 목소리로 이야기
  ③ 직접적인 논쟁 피함

④ 배회자의 비위를 맞추거나 부추김으로써 신뢰감을 증가
⑤ 배회자 곁에서 보조를 맞춰 걷고, 배회자와 짧은 거리에서 행동하고 안내하는 것 같이 앞에 걸어가도록
⑥ 큰 숫자가 있는 시계로 시간 개념을 알 수 있도록
⑦ 집안을 밝게
⑧ 문손잡이를 배회자가 돌리지 목하도록 커버 등을 씌움
⑨ 문에 경고 벨 설치
⑩ 밖으로 통하는 문은 잠그고, 뒤뜰에는 울타리를 쳐 놓음
⑪ 목걸이나 팔찌를 착용 이름, 주소, 전화번호, 기억이 손상된 사람
⑫ 다리 부종 예방 2-3시간마다 30분 정도씩 쉬게 함
⑬ 탈수 방지 물 또는 과즙 자주 제공 갈증을 인지 못함
⑭ 집안일이나 운동 기회 제공
⑮ 주의 환경에서 소음과 혼란 제거
⑯ 밤에 깰 때 조용한 목소리로 안심시켜 줌
⑰ 일가나 일지 기록, 원인을 알아봄 약물이나 다른 요인
⑱ 문에 '출입금지' 또는 '위험' 크게 서 놓음
⑲ 배회가 스트레스나 긴장을 완화시키는 대처법 일 수 있음

6) 자해하기

(1) 혼란한 에너지를 자신에게 적대적으로
(2) 대처 방법
  ① 치매 노인을 주목하고, 몰두하고 있는 자해의 양상을 관찰 한다.
  ② 단순히 손을 바쁘게 유지하는 것도 방법이 도리 수 있다.
  ③ 날카롭거나 독성의 물질은 손이 닿지 않는 곳에 둔다.
  ④ 치매노인의 불안 수준을 감소시킨다.

7) 물건 숨기고 쌓아두기

(1) 대처 방법

① 귀중품은 안전한 장소에 잘 보관한다.
② 은닉장소를 파악한다.

8) 부적절한 성적 행위

(1) 대처 방법

① 치매노인은 보통 성 그 자체에는 관심이 없음을 인식한다.
② 때때로 행동 교정이 도움이 된다.
③ 노출증을 감소시키기 위해 벌과 보상을 적절히 사용한다.
④ 약의 효과 때문에 초래 될 수 있음을 이해한다.

9) 이식과 거식

(1) 이식(음식이 아닌 것을 먹을 때)

① 위험한 물건을 눈에 띄지 않도록
② 치아가 없는 경우 손가락을 넣어서 이물질 제거
③ 치아가 있는 경우 다른 음식과 바꾼다.

(2) 거식

① 어디가 아픈지 걱정거리가 있는지 음식을 잘 이해 못하는지, 먹는 방법을 모르는지, 태도가 불쾌해서인지, 급격한 환경변화가 있는지 확인

(3) 과식
　① 함께 장을 보러가기
　② 함께 준비를 하거나
　③ 산책이나 가벼운 일을 시도
　④ 가벼운 간식
　⑤ 밥 먹었다라고 밥 먹은 것을 기록

10) 수면 장애
(1) 수면양상
　① 밤낮으로 꾸벅꾸벅 조는 상태
　② 잠만 자는 노인
　③ 낮에 자고 밤이 되면 활동하는 노인

(2) 대처 방법
　① 수면의 상태를 관찰
　② 1일 스케줄로 규칙적인 생활이 되도록 배려
　③ 휴식시간을 포함, 산책과 같은 옥외활동, 운동

(3) 수면을 위한 일반적 원칙
　① 수면시간을 규칙적으로
　② 편안하고 안전한 잠자리 환경 제공
　③ 잠자리는 남을 자는 용도로만 사용
　④ 항상 일정한 시간에 식사 제공
　⑤ 알코올, 카페인, 니코틴을 피하도록
　⑥ 저녁 시간에 음료수 조절, 수면 전 배뇨
　⑦ 어떤 통증이라도 치료
　⑧ 아침햇살에 노출되게 (1일 15분)
　⑨ 매일 규칙적으로 운동, 수면 3~4시간 전에는 운동 금지

(4) 결론적으로

① 부드러움, 조용한 환경, 안심하도록
② 단순하게, 긍정적으로
③ 무시 (사람은 무시하지 말고, 행동은 때론)
④ 환경변화 하지 말 것
⑤ 조명을 밝게
⑥ 행동을 천천히 설명과 함께
⑦ 일거리 제공, 운동과 휴식 적절히
⑧ 가능한 한 스스로 하게 논쟁은 금물

11) 치매환자 와의 의사소통 기술

(1) 치매환자와의 의사소통 원칙

① 누구인지를 말한다.
② 환자의 호칭을 부른다.
③ 관심을 기울인다.(눈 맞춤, 미소 부드러운 표정)
④ 편안하고 안심 되는 분위기 (산만한 소음 등 제거)
⑤ 의사소통의 어려움을 이해 받는다는 생각을 갖게 한다.
⑥ 단순, 간결, 천천히 말하고
⑦ 분명하게 한 단계씩 설명
⑧ 질문은 하나씩 한다.
⑨ 대답할 때까지 인내심을 가지고 기다린다.
⑩ "여기 있어요." 보다는 어머니 인삼차예요. 인삼차 드세요.
⑪ 품위 있고 존중 받는 사람으로 대한다.
⑫ 혼란스러워 하면 글로 쓰게 한다.
⑬ 어조와 빠르기. 목소리 톤을 늘 신경 쓴다.

인지훈련 워크북

2. 인지기능검사도구

(한국판 간이 정신상태 검사 / Korean Vision of Mini-Mental State Examination, K-MMSE)

담당	사회복지사	센터장

대상자성명		주민등록번호	
특이사항		장기요양인정번호	

항목		항목세부내용		측정내용	
		질문내용	점수	반응	점수
지남력	시간	오늘은 몇 년(1점), 몇 월(1점), 몇 일(1점), 무슨 요일(1점) 입니까?(음력, 간지로 대답하여도 정답으로 인정)			
		지금은 무슨 계절입니까?			
	장소	여기는 어느 나라입니까?			
		여기는 무슨 시(또는 도)입니까?			
		여기는 무엇을 하는 곳(요양원, 집, 교회 등)입니까?			
		이곳의 이름(명칭)은 무엇입니까?			
		여기는 몇 층 입니까?			
기억등록		① 기억력을 검사한다고 대상자에게 이야기 할 것 ② 비행기(1점), 연필(1점), 소나무(1점) 등 서로 무관한 세 개의 단어를 1초 간격으로 천천히 불러 주고 따라하게 유도 ③ 첫 번째 시도 시 반복하는 단어에 한하여 각 1점씩 점수 가산 ④ 따라하지 않을 경우 6회까지 반복하여 다시 시도(점수 없음) ⑤ 잠시 뒤에 다시 물어볼 것임을 반드시 대상자에게 말할 것			
주의집중 및 계산		100에서 7을 빼는 계산을 5회 실시하여 정답인 부분만 점수가산, 정답은 93, 86, 79, 72, 65이며 만약에 대답이 93, 90, 83, 76, 70인 경우 점수는 정확한 뺄셈인 부분만 인정되어 3점 각1점 : 100-7=( )-7=( )-7=( )-7=( )-7=( )			
기억회상		앞서 실시한 기억등록 검사 시 질문한 단어를 확인합니다. 비행기(1점), 연필(1점), 소나무(1점)			
언어 및 시공간구성	이름대기	볼펜(1점), 시계(1점) 등 2가지 물건을 보여주고 무엇이냐고 질문			
	명령시행	종이를 주고 "종이를 뒤집고(1점), 반으로 접어서(1점), 저에게 주세요(1점)." 못 알아들은 경우 2회 정도만 실시			
	따라말하기	백문이 불여일견 - 못 알아들은 경우 2회 정도만 실시			
	오각형	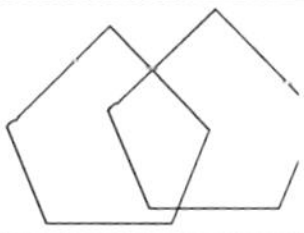 좌측 그림과 같은 오각형을 백지에 그려서 대상자에게 주고, 종이를 한 장 더 준 다음, 똑같이 그리도록 유도(각 5각형의 각이 분명하고 겹쳐있는 모양이 비슷할 경우 점수 가산)			
	읽기	지시문 "눈을 감으세요"를 보여주고 읽고 실행 가능여부 확인			
	쓰기	지시 "오늘 기분이나 날씨에 대해 써 보세요"에 대하여 주어와 동사가 있는 문장으로 쓰도록 유도하고 "날씨가 구름이 없고 화창하네요" 등 주어와 동사가 있는 문장으로 쓴 경우 점수 가산			
측정점수 합계(30점 만점)				/	
측정 결과(확정적 치매, 치매의심, 확정적 정상)					
작성자 서명					

※ 점수 교정(무학 또는 문맹인 경우)
　　시간지남력 1점 가산, 주의집중 및 계산 2점 가산, 언어기능 1점 가산(각 영역별로 만점을 초과해서는 안됨)
※ 판정　　① 확정적 치매 : 19점 이하　　② 치매의심 : 20~23점　　③ 확정적 정상 : 24점 이상

※ 오각형 그리기
☞ 그림과 같은 오각형을 백지에 그려서 대상자에게 주고, 종이를 한 장 더 준 다음, 똑같이 그리도록 유도(각 5각형의 각이 분명하고 겹쳐있는 모양이 비슷할 경우 점수 가산)

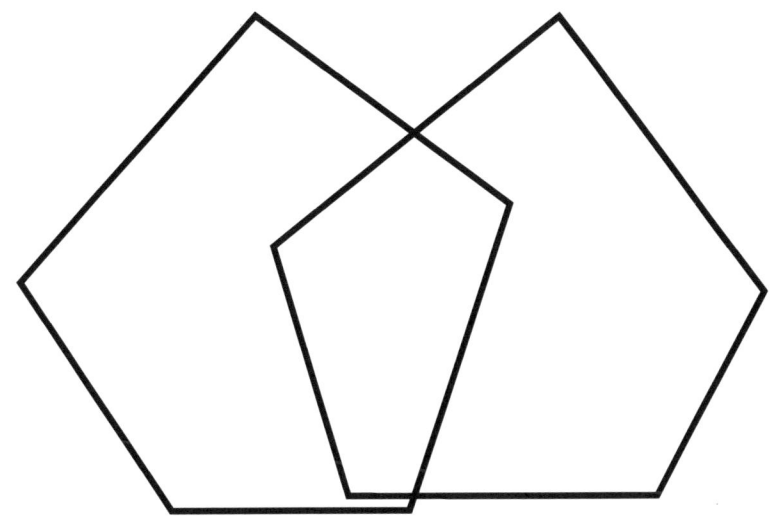

------------------ 대상자에게 접어서 보여주세요 ------------------

눈을 감으세요

인지훈련 워크북

치매1 Training
치매 친구랑 놀자

초판 발행	2016년 06월 07일
개정증보판	2018년 06월 05일
발 행 인	박 도 영
발 행 처	주식회사 트레이닝컨설팅
등록번호	제2009-000362호
등록일자	2009년 12월 21일
주 소	서울 강남구 일원동 624-5 동형빌딩 201호
전 화	02-459-5959 / 02-459-9988
팩 스	02-459-4343
홈페이지	www.TrainingKorea.co.kr / www.SeniorCare.co.kr
이메일	training@chol.com

판권

▶치매서적 출판저자 모집합니다.　　　　공급가격 ; ₩30,000원